これだけ！知っておきたい
こどもの感染症

10×3
ジュウカケサン

監修 笠井正志

著 山本啓央　加藤宏樹

推薦のことば

成果をあげる人とあげない人の差は，才能ではない。いくつかの習慣的な姿勢と，基礎的な方法を身につけているかどうかの問題である

～P. F. ドラッカー，『非営利組織の経営』（ダイヤモンド社，2007年）より

診療のすべての領域において求められる基本姿勢は，基準になる知識・スキル（標準的診療あるいは診療の原則と言い換えることができるでしょう）の適用を習慣化し，疾患の全体像（患者背景と生理学的状態，想起する疾患と漏れのない鑑別診断）を迅速に把握することです。かつては「CRP高値なので血液培養を採取してCTX投与。診断名を細菌感染症として治療を開始する」や「肺炎にはCTXかABPC/SBT投与を第一選択にするよう医局で教わった」などがごく一般的でしたが，最近の小児感染症教育の普及によってそれらが決して標準的診療ではないことの理解が進んでいます。それぞれの診療体制や地域の特性など，感染症診療におけるさまざまな工夫を否定するわけではありませんが，診療の原則を知らないまま「○○のやり方」にこだわることは，工夫ではなく単なる邪道だと私は考えます。

本書は小児感染症診療総論と各論10項目×3＝30項目がコンパクトにまとまっており，小児感染症診療で必ず押さえておくべき基準を簡潔に示してくれた入門書です。著者の山本啓央先生・加藤宏樹先生とはかつて神戸市立医療センター中央市民病院小児科でともに働き，監修者の笠井正志先生からは小児感染症の基本を学んだ仲間ですが，市中総合病院小児科（基礎疾患のな

いこどもの市中肺炎や尿路感染症で感染症診療を学びます）と小児医療専門施設救急集中治療部門（複雑な背景疾患をもったこどもの市中感染症，院内感染症，集中治療を要する重症感染症の頻度が高くなります）の双方でトレーニングを受けた彼らだからこそ，基準になる知識・スキルの重要性，すなわちプライマリケア・病院小児科・集中治療など診療背景は異なっても診療の原則は同じだということをよく理解しています。成書（小児感染症であればLongやMoffet）やUpToDate®などの電子教科書などと比較すると含有される情報量は少ないですが，「いくつかの習慣的姿勢と基礎的な方法」のスタディーガイドとして，適切な著者によって執筆された入門書の意義は大きいと思います。本書を小児感染症診療の原則，全体像を学ぼうと考えているすべての方に推薦致します。

2018年4月

兵庫県立こども病院 救急総合診療科 部長

上村克徳

序 文

はじめまして，著者の山本啓央と申します。本書を手に取って頂きありがとうございます。

本書は，

- 感染症患者に苦手意識のある若手小児科医
- 小児患者に苦手意識のある若手救急医／家庭医
- 小児科ローテート中の初期研修医や小児科に興味のある医学生

を主な対象としています。

もちろん，ベテランの先生の知識の整理や，小児科医と一緒に働いている医療従事者の方の学習にも使って頂ける内容となっています。

本書の10×3＝30項目を十分に理解して頂ければ，一般小児診療で遭遇する感染症には，どうにか一人で"ほぼ"対応できます。

外来受診する小児患者のほとんどは感染症の患者です。しかし，わが国で小児感染症を体系的に学ぶ機会はほぼ皆無に等しく，それぞれの地域や施設における上級医のいわゆる"秘伝の処方"を習得するしかないのが現状ではないでしょうか。

感染症診療において，もちろん患者さんは「私は尿路感染症です」と名札をつけてくれてはいません。病歴，身体所見から感染巣を探り，そこから（ウイルスも含む）病原微生物を予測し，細菌感染症であれば抗菌薬による治療を行う必要があります。

そのため，感染症を学ぶ上で大切なことは「感染巣（focus）ごとの病態生理の知識」，「感染症を引き起こす病原微生物（microbes）

の知識」,「感染症治療に用いる抗菌薬（antibiotics）の知識」を有機的に結びつけることです。それぞれをしっかり学んだとしても，それらの知識が有機的に結びついていなければ，実臨床には活かすことができず，「十分に勉強したはずなのに患者さんの診かたがわからない」という漠然とした感染症診療への苦手意識を生みかねません。

本書ではこれだけ知っていれば大丈夫という，focus, microbes, antibioticsのそれぞれ10項目，合計30項目を厳選し，それぞれを有機的に結びつけることを徹底的に意識しました。

また，「感染症診療の基本は理解しているつもりだけど，小児患者はちょっと…」という方のためにも，小児における特殊性を意識した記載になっています。本文中に繰り返し出てきますが，小児も成人も"基本"は同じです。"基本"は同じですが，気をつけなければならない特殊性がまったくないわけではありませんので，読み進めながら小児の特殊性をときどき意識して頂けると，より理解が深まるかと思います。

本書を読めば，どうにか一人で"ほぼ"対応できると書きましたが，"ほぼ"としたのは，理解しやすくするために，記載を簡略化している部分も少なくないためです。読んでいて，「あれっ？」と思ったことがあれば，成書を開いてみて下さい。また，それぞれの項目の最後にfurther readingとして，理解に役立つガイドラインや総説などを付記しています。もう少し知識を深めたいと思った方はぜひご一読下さい。

また本書にまったく記載のないfocus, microbes, antibioticsに遭遇した時も学びを深めるチャンスと思って，ぜひ成書を開いて下さい。万が一，それが緊急性のある場面（ほぼないとは思

いますが）であれば，迷わず専門家や上級医に相談して下さい。
そしてその後にゆっくり成書で勉強しましょう。

本書を幹に，それぞれの患者さんから学んだ知識を枝葉として，
小児感染症診療の力をつけていって下さい。

本書の出版にあたりまして，貴重な機会を頂きました日本医事
新報社，また私の勝手な注文にいつも快くご対応頂きました編
集部の皆様にこの場をお借りして心より感謝申し上げます。

本書が小児感染症診療の質の底上げに役立ち，感染症に罹患して
しまったこどもの最善の利益につながることを祈っております。

〈謝 辞〉
本書のグラム染色写真は，ホームページ「グラム染色」http://
gram-stain.com に掲載されたものを，許可を得て拝借しまし
た。掲載をご快諾下さいました大阪急性期・総合医療センター
総合内科 麻岡大裕先生に深謝申し上げます。

2018年3月　　　　　　　　　　　　　　　　　　山本啓央

目次

総論	1	感染症診療 10の原則	2
	コラム	アンチバイオグラム	8
	2	小児感染症診療の特殊性	10
	コラム	薬剤感受性試験	16

Focus			19
	1	細菌性髄膜炎	20
	2	敗血症	31
	3	急性中耳炎	43
	4	咽頭炎／扁桃炎，咽後膿瘍，扁桃周囲膿瘍	51
	5	肺炎	60
	6	急性胃腸炎	70
	7	尿路感染症	77
	8	皮膚軟部組織感染症，関節炎，骨髄炎	84
	9	カテーテル関連血流感染 (CRBSI)	95
	10	新生児感染症	102

Microbes — 109

1	ブドウ球菌	110
2	レンサ球菌	115
3	肺炎球菌	118
4	百日咳	122
5	大腸菌	124
6	インフルエンザ菌	128
7	サルモネラ	132
8	カンピロバクター	135
9	緑膿菌	138
10	マイコプラズマ	141

Antibiotics — 145

1	ABPC, ABPC/SBT	146
2	PIPC, PIPC/TAZ	150
3	CEZ	153
4	CMZ	156
5	CTX, CTRX	159
6	MEPM	163
7	VCM	167
8	GM	172
9	CAM, AZM	175
10	ST合剤	179
	抗菌薬投与量一覧／主な相互作用一覧	184

索引	189

総 論

総論 1 感染症診療 10の原則

1 感染症診療において，小児も成人も原則は同じ

2 病歴聴取と身体診察から感染巣を探る

3 感染巣ごとの適切な培養検体を採取する

4 感染巣から起炎菌を想定する

5 想定される起炎菌から抗菌薬を選択する

6 抗菌薬開始後は適切なパラメーターでフォローする

7 起炎菌が判明したら，薬剤感受性試験結果に基づき適切な抗菌薬を選択し直す

8 抗菌薬投与期間は感染巣と起炎菌で決まる

9 抗菌薬が効かないときのチェック項目

10 本書の取扱説明書（フローチャート）

1 感染症診療において，小児も成人も原則は同じ

小児感染症診療においても，成人の感染症診療と原則は同じです。「こども（小児）は小さなおとな（成人）ではない」と取りたてて言うほどのことはありません。

いくつか小児ならではの気をつけるべきポイントがありますが，それは**総論2**で扱います。

2 病歴聴取と身体診察から感染巣 **Focus** を探る

何よりも病歴聴取と身体診察が大切です。これをおろそかにし

てはなりません。病歴聴取と身体診察から感染巣（focus）を探るのが，感染症診療のはじめの第一歩です。時には病歴聴取と身体診察から感染症以外の診断に至る可能性もあります。**総論❷**で小児感染症診療における病歴聴取や身体診察のポイントをまとめます。小児感染症診療にとどまらず，小児科における病歴聴取や身体診察についてもっと学びたいという方は，『HAPPY！こどものみかた（第2版）』（日本医事新報社，2016年）のご一読をお勧めします。

患児の全身状態が保たれていることが前提ですが，病歴聴取と身体所見から感染巣（focus）が不明な場合には，抗菌薬を投与せずに経過観察するのも手です。ここでやみくもに検査しても評価を難しくさせかねません。経過観察により症状が明らかとなり，感染巣（focus）を特定できることも少なくありません。「白血球数が多いから」や「CRPが高いから」といった理由で抗菌薬を投与してはなりません。私たちの戦うべき相手は白血球数やCRPではなく「感染症」であり，さらにはそれを生じさせている「病原体」です。

詳細な病歴聴取と身体所見は重要ですが，例外もあります。それは敗血症や細菌性髄膜炎といった緊急性の高い疾患が想定される場合です。緊急性が高いと判断されれば，詳細な病歴聴取と身体診察よりも，可及的速やかに「呼吸・循環の安定化」，「適切な培養検体の採取」，「速やかな抗菌薬投与」を同時進行で行う必要があります。詳細は **F-2** を参照して下さい。

3 感染巣 **Focus** ごとの適切な培養検体を採取する

小児では適切な培養検体の採取が困難なことが少なくなく，最終的に起炎菌（microbes）が不明のまま終わることもしばしば経験されます。しかし，起炎菌（microbes）を特定するための最大

限の努力はしなければなりません。

"適切な"培養検体が重要なのであって，**"不適切な"培養検体はかえって混乱をまねく**恐れがあるため，採取してはなりません。呼吸器感染における咽頭拭い液（常在菌か起炎菌かの区別ができない）や，尿路感染症におけるバッグ尿（コンタミネーション率が非常に高い）がその例です。

4 感染巣 Focus から起炎菌 Microbes を想定する

病歴聴取と身体診察から感染巣（focus）が判明したら，起炎菌（microbes）を想定します。この起炎菌（microbes）の想定には，年齢，基礎疾患，周囲の流行状況，などが加味されます。培養検体のグラム染色所見も大いに役立ちます。

重症度が高かったり，重症度は高くなくとも重篤な基礎疾患を持っていたりする場合には，想定しなければならない起炎菌（microbes）はより広汎になります。しかし，やみくもに広げてはなりません。**第一選択の抗菌薬ではなく，より広域な抗菌薬を選択する場合にはそれなりの理由が必要です。** また重症度の判定には，全身状態やバイタルサインが重要であり，白血球数やCRPは関係ありません ☞総論2 。

5 想定される起炎菌 Microbes から 抗菌薬 Antibiotics を選択する

想定される起炎菌（microbes）をカバーする抗菌薬を選択します。これを**empirical therapy（初期治療または経験的治療）**と呼びます。選択した抗菌薬の副作用と相互作用を十分に理解しておく必要があります。またその抗菌薬に対するアレルギー歴についてもチェックが必要です。

6 抗菌薬 Antibiotics 開始後は適切なパラメーターでフォローする

フォローすべきパラメーターを誤ってしまうと，治療反応性の判定も誤ってしまいます。たとえば肺炎のフォローすべきパラメーターには呼吸数や酸素需要が挙げられます。しかし，CRPをパラメーターにしてしまうと，呼吸数や酸素需要が改善しているのに，CRPが下がらないことをもって治療反応性が悪いと誤って認識してしまいます。

フォローすべきパラメーターには感染巣（focus）ごとに特異的なものもありますが，全身状態やバイタルサインはほとんどの感染巣（focus）のパラメーターとして有用です。

7 起炎菌 Microbes が判明したら，薬剤感受性試験結果に基づき適切な抗菌薬 Antibiotics を選択し直す

empirical therapyでは想定される複数の菌をターゲットにしていましたが，起炎菌（microbes）とその薬剤感受性が判明すれば，それに従って抗菌薬（antibiotics）を選択し直します。これを**definitive therapy（最適治療）**と呼びます。このようにempirical therapyとdefinitive therapyとで，**抗菌薬は2回選ぶ必要があるのです。**一般にempirical therapyからdefinitive therapyへの移行では抗菌薬のスペクトラムは狭くなります。このようにスペクトラムを狭めることを**de-escalation**と呼びます。広域な抗菌薬を漫然と使用すると耐性菌の問題があるため，抗菌薬は適切にde-escalationしなければなりません。経口抗菌薬で治療が可能な疾患であれば，薬剤感受性試験（**16頁コラム参照**）結果に基づいてde-escalationと同時に静注抗菌薬を経口抗菌薬に変更することがあります。これを**oral switch**

総論 **1** 感染症診療 10の原則　　**5**

（内服スイッチ）と呼びます。oral switchできれば，外来で治療可能となり，入院期間を短縮することができます。oral switchが可能かどうか，またそのタイミングの目安は感染巣（focus）によって決まります。

8 感染巣 Focus と起炎菌 Microbes で抗菌薬投与期間は決まる

抗菌薬（antibiotics）の投与期間は，感染巣（focus）と起炎菌（microbes）の組み合わせで自動的に決まります。白血球数やCRPは原則として投与期間に影響しません。たとえば肺炎球菌による肺炎であれば解熱して3日間です F-5 。この時点で「CRPが下がりきっていないから」といった理由で抗菌薬を継続する必要はありません。スパッと中止しましょう。

抗菌薬（antibiotics）の投与期間は開始前におおよそ推定されます。時に，培養検体から検出された起炎菌（microbes）によっては，投与期間が変更になることもありますが，漫然と抗菌薬（antibiotics）を開始してしまうと，その止めどきがわからなくなってしまう可能性があります。

9 抗菌薬 Antibiotics が効かないときのチェック項目

☑本当に細菌感染症か？ ウイルス感染症や感染症以外の可能性はないか？
☑治療効果判定に用いたパラメーターは適切か？
☑抗菌薬（antibiotics）のスペクトラムは合っているか？
☑抗菌薬（antibiotics）の投与量は十分か？
☑抜去できるデバイスやドレナージできる膿瘍はないか？

10 本書の取扱説明書（フローチャート）

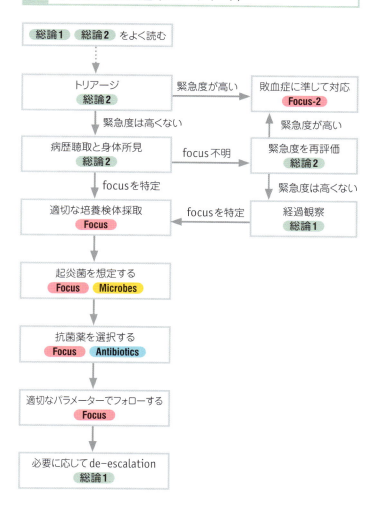

| コラム | アンチバイオグラム |

皆さんは自施設の"アンチバイオグラム"を見たことがありますか？「もちろん！」という人も，「(知ってはいるけれど) 見たことがない」という人も，アンチバイオグラムの利用について，ここで復習しておきましょう。

1 アンチバイオグラムって?

「病院 (または国や地域) において検出された菌の薬剤感受性を集積し，データをまとめて表にしたもの」です。わが国のアンチバイオグラムとしては，「厚生労働省院内感染対策サーベイランス事業 (JANIS)」のデータを利用できます。

JANIS ウェブサイト　https://janis.mhlw.go.jp

2 アンチバイオグラムの意義

・empirical therapy においての抗菌薬の選択に役立つ
・その病院 (または国や地域) における薬剤耐性菌の検出率について，継時的な動向を見たり，他の病院 (または国や地域) と比較したりすることで，薬剤耐性菌対策が十分に機能しているかを評価することができる

3 アンチバイオグラムの使い方

仮にA病院とB病院で，尿路感染症 **F-7** に対して empirical

therapyを開始するとします。尿路感染症の最も頻度の高い起炎菌は大腸菌 **M-5** なので，施設における大腸菌のアンチバイオグラムを参照してみましょう。

Escherichia coli（大腸菌）に対する感受性率

	ABPC	CEZ	CTX	MEPM
A病院の場合	70%	90%	95%	99%
B病院の場合	50%	70%	90%	98%

A病院の場合

検出された大腸菌のうち，ABPC **A-1** に感受性を示すものは70%しかありません。そのためABPC **A-1** をempirical therapyとして使うにはリスクが大きいという判断になります。逆にCTX **A-5** やMEPM **A-6** は十分な感受性率がありますが，広域なスペクトラムを持つために薬剤耐性菌出現のリスクがあります。以上から，empirical therapyとして，CEZ **A-3** を選択します。また，尿路感染症により敗血症をきたしているといった重症例においては，90%の感受性率でもリスクが大きいという判断になり，CTX **A-5** やMEPM **A-6** を選択しなければならないかもしれません。

B病院の場合

薬剤耐性菌対策に難渋しているのか，A病院で十分な感受性率のあったCEZ **A-3** の耐性が進んでいるようです。B病院で検出された大腸菌のうち，CEZ **A-3** に感受性を示すものは70%しかありません。そのためB病院においては尿路感染症のempirical therapyとしてCTX **A-5** を選択します。

総論
2
小児感染症診療の特殊性

ここでは小児感染症診療の特殊性について，「総論」「病歴／身体診察」に分けて説明をしていきたいと思います。

1 総論：成人と小児はどこが異なる？─ AIMS を意識しよう

「感染症診療において，小児も成人も原則は同じ」です。感染巣（focus），起炎菌（microbes）を意識して抗菌薬の選択を行っていく点は成人感染症診療の原則と一致しています。とは言え，小児感染症には成人と異なるちょっとした"特徴"があります。

1) 小児感染症≒ウイルス感染症

小児感染症の大部分はウイルス感染症が占めています。表現を変えると，**小児感染症の大部分が抗菌薬を必要としません。** こどもに「抗菌薬を投与しよう」と決めたときは，一度立ち止まり「本当に細菌感染症？　抗菌薬の投与は必要？」と必ず考える癖をつけましょう。

2) 年齢は重要な因子！

小児感染症診療において年齢は非常に重要な因子です。読者の皆さんも「生後20日の発熱」と「6歳の発熱」では，同じ発熱でも感覚的に考えることが異なるように感じませんか。小児では年齢により疾患，起炎菌，重症度は異なります。

たとえば肺炎 **F-5** でも起炎菌は年齢によって異なり，新生児ではGBS **M-2**，腸内細菌，幼児では肺炎球菌 **M-3**，インフルエンザ菌 **M-6**，学童期ではマイコプラズマ **M-10** となるため，抗菌薬の第一選択は変わってきます。年齢により小児感染症診療のマネジメントが変わるのです。

3) 重症度を意識する！ 小児は病勢の進行が速い！

前述の通り，成人以上に小児感染症患者の多くはウイルス感染症であり，軽症の患者が大部分を占めます。しかし，その中に一部細菌感染症の患者が紛れ込んでいるところが小児感染症診療の難しいところです。こどもは成人と比較して病勢の進行が速く，数時間前まで元気にしていたこどもが急変することもあります。病勢の進行が速い小児において，抗菌薬を選択する際は常に重症度を意識する必要があり，重症度に応じて想定する起炎菌も変わってきます。

◎

上記のような特徴をふまえ，小児の抗菌薬選択では前述した「感染症診療の10の原則」に加えて，常にAIMSを考えるようにしましょう。AIMSとはAge（年齢），Infected Organ（感染臓器），Microbiology（起炎菌），Severity（重症度）の頭文字をとったものです。このAIMSには小児感染症診療の特徴となるAge（年齢），Severity（重症度）が含まれています。筆者自身はAIMSという考え方を国立成育医療研究センター総合診療部に在籍しているときに，感染症科医長の宮入烈先生に指導して頂きました。小児感染症診療で困ったときに，AIMSを改めて考え直して救われたことが幾度となくありました。読者の皆さんも是非，こどもに抗菌薬を投与するときは，常にAIMSを意識するようにしましょう！

なお，本書では，
Infected Organ = Focus
Microbiology = Microbes
と表現しています。

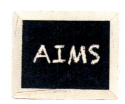

Age：年齢
Infected Organ：感染臓器
Microbiology：起炎菌
Severity：重症度

【AIMSの例】

例1：4歳の男児が発熱，咳嗽を主訴に来院。来院時，軽度の頻呼吸を認めたが，児の活気は保たれており酸素需要も認めなかった。身体所見では右下肺にcoarse crackleを聴取，胸部X線では右下肺に浸潤影を認めた。「細菌性肺炎」の診断で抗菌薬を投与する方針とした。

AIMSは？

Age：4歳
Infected Organ：肺
Microbiology：肺炎球菌，インフルエンザ菌
Severity：軽症

上記をふまえ，AMPC（アモキシシリン）の内服で治療を開始した。

例2：生後8か月の男児が発熱，経口摂取不良を主訴に来院。来院時，頻脈，頻呼吸を認め，周囲への反応にも乏しい状態であった。身体所見では熱源を示唆する明らかな所見は認めず，尿検査にて膿尿を認めた。頻脈，頻呼吸は輸液の負荷とともに改善し，意識状態も改善してきた。「尿路感染症」の診断で抗菌薬治療を開始する方針とした。

AIMSは？

Age：生後8か月
Infected Organ：腎臓
Microbiology：大腸菌，クレブシエラ，プロテウス
Severity：中等度

上記をふまえ，CTX（セフォタキシム）の経静脈投与で治療を開始した。

2 小児感染症における病歴聴取／身体診察

成人感染症と同様，小児感染症においても病歴聴取と身体診察は非常に重要です。詳細な病歴聴取，身体診察からfocusを同定していきます。病歴聴取と身体診察の詳細は成書にゆずり，ここではポイントを挙げます。

1) 小児感染症診療における病歴聴取
──やはり大事なのはsick contact

小児感染症診療において**最も大切な病歴聴取はsick contact**です。大人と異なり，こどもの多くはマスク着用や手洗いなどの感染対策ができていません。当たり前ですよね。皆さんも鼻水が出ているこどもに抱きつかれたり，診察中にマスクをしていないこどもの咳をまともに浴びた経験はありませんか。また大人と比べて，こどもは周囲の人と接触する場面が多いです。保育園や幼稚園で鼻水が出ている友達と遊んだり，家の中で下痢をしているきょうだいとも遊びます。つまり，成人以上に周囲から感染症が伝播する可能性が高く，sick contactが重要となります。sick contactはより詳細に聴取しましょう。たとえば，嘔吐を主訴にこどもが来院，ノロウイルスによる胃腸炎を疑っている場合には，「周囲に体調の悪い人はいますか」と聞くのではなく「ノロウイルスなどの胃腸炎を疑っているのですが，周囲に吐いたり下痢をしたりといった胃腸炎症状の人はいますか」とできるだけ具体的な疾患名を提示して聴取するようにしましょう。

2) 小児感染症診療における身体診察
──まずはこどもをじっくり見ましょう

皆さんはこどもを診察する際にこどもが泣いたり嫌がったりして，十分な診察ができなかった経験はありますか。肺炎を疑い聴診をしたいけれども，泣いていてうまくできない，虫垂炎を疑い腹部の触診をしたいけれども嫌がってできない──。成人と

総論 2 小児感染症診療の特殊性　　**13**

異なり小児では，本人が診察に非協力的であることが多いです。そのため小児科診療では，患者に触れる前に，患者からできるだけ多くの情報を引き出す能力が求められます。**そこで重要となってくるのが視診です。**患児を診察するときは，触れる前に，まずは患児の様子をよく見てみましょう。そこには自分が想像している以上に様々な情報があります。

たとえば，視診にて頻呼吸や呼吸様式の異常があれば，肺炎も鑑別に考え聴診をしていきます。もし最初の診察のときに聴診ができなければ，モニター下にて経過観察を行いながら患児が落ちついたタイミングや寝たタイミングで聴診を行います。視診から肺炎を疑っているので，時間を費やしてでも正確に聴診する努力をしましょう。一方，虫垂炎を疑われた子が，笑いながら自分で歩いて診察室に入ってきたものの，嫌がって触診をさせてくれない場合はどうでしょうか。視診からは虫垂炎の可能性が低く，仮に正確な触診ができなくても時間を空けて再度診察をする必要性は低いです。

以下に，視診でみるべきポイントの一部を紹介します。こどもの診察をするときは，慌ててこどもに触れず，視診からたくさんの情報を得るようにしましょう！

【視診でみるべきポイントの例】

表情：笑顔はあるか？　苦悶様の表情か？

視線：視線は合うか？　周囲に興味を示しているか？　ぼんやりしていないか？

呼吸：回数は？　呼吸様式（鼻翼呼吸/陥没呼吸の有無）は？

皮膚色：網状チアノーゼはあるか？　蒼白か？

四肢の動き：筋緊張はどうか？　四肢は動かしているか？

歩き方：診察室にはどのように入ってきたか（自分で歩いて？親に抱っこされて？）

3) 小児の緊急度判定について —— PATとは？

小児では前述の通り病勢の進行が速いことが特徴です。**緊急度が高いと判断した場合は，敗血症 F-2 に準じて治療を開始していきます**。小児において緊急度判定は非常に重要です。では，どのように判定すればよいのでしょうか。

そこで役に立つのが**PAT**（**P**ediatric **A**ssessment **T**riangle）です。PATはAppearance（外観），work of Breathing（呼吸仕事量），Circulation to skin（循環・皮膚色）の3つから構成され，迅速に目で見て，耳で聞き，患者の緊急性を即座に判定します。3項目のうち，いずれかに異常があれば「PATの異常」として緊急に対応していきます。直ちにバイタルサインを測定し，異常に対して介入を行っていきましょう。**小児感染症診療ではPATが良ければウイルス感染症，PATが悪ければ細菌感染症であることが多いです。**

PATの利点のひとつは即座に評価ができることであり，病勢の進行が速い小児においては，PATで反復して評価を行うことが重要です。以下に示すPATの確認項目は，視診のポイントとも重複している項目が多いです。この点からも小児診療において視診が重要であることがわかります。

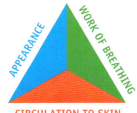

Appearance（外観）：筋緊張, 視線, 発語, 泣き声

work of Breathing（呼吸仕事量）：努力呼吸（陥没呼吸, 鼻翼呼吸など），呼吸回数，異常な呼吸音（吸気性喘鳴, 呼気性喘鳴, 呻吟など）

Circulation to skin（循環・皮膚色）：皮膚色の異常（蒼白や網状チアノーゼなど），出血

図1 PAT（Pediatric Assessment Triangle）

| コラム | 薬剤感受性試験 |

薬剤感受性試験の結果について，自信を持って解釈できていますか？

「もちろん！」という人もいれば，「自信がない」や「そもそも薬剤感受性試験ってナニ？！」という人もいるかもしれません。薬剤感受性試験の結果の解釈は感染症診療の基本中の基本ですので，ここで復習しておきましょう。

1 薬剤感受性試験って？

血液や尿などの検体から検出された起炎菌について，微量液体希釈法やディスク拡散法などの方法で，それぞれの抗菌薬に対して感受性あり（S：susceptible）なのか，中間（I：intermediate）なのか，感受性なし（R：resistant）なのかを判定します。

微量液体希釈法では，それぞれの抗菌薬のMIC値（minimum inhibitory concentration：最小発育阻止濃度）を求めることができ，その値から各抗菌薬の感受性（SかIかRか）を判定します。その判定のための基準値をブレイクポイントと呼びます。わが国では，米国のCLSI（Clinical and Laboratory Standards Institute）が設定したブレイクポイントを参照している施設が多いですが，その他にも日本化学療法学会やヨーロッパのEUCAST（European Committee on Antimicrobial Susceptibility Testing）もブレイクポイントを設定しています。

2　薬剤感受性試験結果の意義

- definitive therapyにおいての抗菌薬の選択に役立つ
- 薬剤感受性試験結果のデータを蓄積することで，アンチバイオグラムを作成することができる

3　薬剤感受性試験の使い方

仮に尿路感染症 F-7 に対して，CTX A-5 でempirical therapyを開始したAさんとBさんの尿検体からいずれも大腸菌 M-5 が検出されたとします。

Aさんの場合

	ABPC	CEZ	CTX	CMZ
Escherichia coli（大腸菌）	S	S	S	S

Aさんから検出された大腸菌 M-5 は，CTX A-5 よりも，より狭域なABPC A-1 に感受性があることがわかったので，CTX A-5 からABPC A-1 にde-escalationすることができます。このとき，oral switch（内服スイッチ）が可能ならば，CTX A-5 からAMPC（内服）A-1 に変更することができます。

Bさんの場合

	ABPC	CEZ	CTX	CMZ
Escherichia coli（大腸菌）	R	R	R	S

Bさんから検出された大腸菌はCTX A-5 に耐性を持つESBL産生菌（詳細は大腸菌 M-5 を参照）であることがわかりました。そのため，CMZ A-4 に変更する必要があります。

コラム　薬剤感受性試験　　**17**

Focus

病巣

1 細菌性髄膜炎

Key Points
- ▶ 意識障害と髄膜炎を1対1対応させない！
- ▶「呼吸・循環の安定化」,「適切な培養検体の採取」,「速やかな抗菌薬投与」を同時進行で行う！
- ▶ 腰椎穿刺のタイミングに注意！

肺炎球菌 M-3 とインフルエンザ菌b型 M-6 が重要な2大起炎菌でしたが，それぞれワクチンが普及し，近年では細菌性髄膜炎の頻度は激減しています．こども達にとっては非常に喜ばしいことですが，若手小児科医は細菌性髄膜炎を診療する機会がほとんどなくなってしまいました．しかし，細菌性髄膜炎は診断・治療が遅れれば，時に致命的となり，救命できたとしても高頻度に重篤な神経学的後遺症を生じえます．そのため，細菌性髄膜炎の初期対応はすべての小児科医が身につけておかねばなりません．

1 診断のポイント

1）どんなときに髄膜炎を疑うか？

細菌性髄膜炎の症状はいずれも非特異的なものばかりで，あくまでも総合判断が大切です．特に，**髄膜刺激徴候とされる項部硬直，Kernig徴候，Brudzinski徴候は乳幼児では明らかでないことが少なくありません**．細菌性髄膜炎を示唆する所見として，最も重要なのは「toxic appearance（全身状態不良）」です．

表1の病歴や身体所見を認める場合には，常に細菌性髄膜炎の可能性を考えます．特に症状が経時的に悪化する場合には注意が必要です．

表1　細菌性髄膜炎の可能性を考える病歴や身体所見

乳児	発熱（低体温はより重大），易刺激性（特にparadoxical irritability*），周囲への興味の低下，哺乳不良，けいれん，嘔吐，大泉門膨隆，肺炎球菌ワクチン・Hibワクチン未接種
幼児以降	上記に加えて，頭痛や意識障害が顕在化してくる

＊：保護者が抱っこしたり，なだめたりすると，かえって不機嫌となること

　細菌性髄膜炎は決して見逃してはならない疾患ですが，**逆に，意識障害や中枢神経症状を認めた場合に，鑑別診断が髄膜炎のみに縛られてもなりません。**肺炎球菌ワクチンとHibワクチンが普及した近年では細菌性髄膜炎の頻度は激減しています。髄膜炎を鑑別に挙げることは重要ですが，**表2**の意識障害や中枢神経症状を起こしうる疾患も鑑別に挙げる必要があります。

表2　意識障害，中枢神経症状を起こしうる疾患の例

重篤な循環障害，呼吸障害
脳炎・脳症，脳膿瘍
低血糖，高血糖
外傷（特に虐待）
電解質異常（低ナトリウム血症，高ナトリウム血症，高カルシウム血症）
体温異常（熱中症，偶発性低体温症）
中毒

2) 腰椎穿刺（表3）

　髄膜炎の診断に必須の検査です。しかし，その手技や検査結果の解釈にはいくつかの注意があります。

　"いつ腰椎穿刺をするのか"は非常に大切です。腰椎穿刺のために治療開始が遅れてはなりません。**治療開始前に腰椎穿刺の実施が許容されるのは，「腰椎穿刺によって治療開始が遅れない」（30分以内に開始）場合のみ**です。また，頭蓋内圧の評価や頭蓋内病変の有無の検索のために，腰椎穿刺の前に頭部画像検査が必要と判断した場合も，治療開始が優先されます。抗菌薬投与後に，

表3　腰椎穿刺の適応と禁忌

適応	細菌性髄膜炎が疑われるすべての児で腰椎穿刺の適応あり。禁忌がない限りは必ず実施。特に，以下の場合，腰椎穿刺の実施が推奨される。 ●生後1か月未満 ●生後1〜3か月で，全身状態不良 ●生後1〜3か月で，白血球数＜5,000/μL or＞15,000/μL
禁忌	●脳ヘルニア徴候を疑う所見（徐脈を伴う血圧上昇，乳頭浮腫，神経学的巣症状）がある ●蘇生を要する呼吸不全や循環不全があり，安全に腰椎穿刺が実施できない ●穿刺部に皮膚軟部組織感染が存在する ●出血傾向が強い

頭部画像検査，そして腰椎穿刺へと進みます。

髄液培養が陰性だとしても「血液培養陽性＋髄液細胞増多」で細菌性髄膜炎と診断することができます。

①実際の手技

大切なのは，「腰椎穿刺針を用いること」と「局所麻酔をすること」です。

内筒のない注射針は，くも膜下腔に皮膚細胞が迷入し，医原性くも膜下類皮嚢腫が生じうるため，使用してはなりません。必ず内筒のある腰椎穿刺針を使用します。

腰椎穿刺の失敗のリスクとして，体動が多いことと局所麻酔を行わないことが挙げられます。術者の経験値は失敗率にはそれほど関連しないとされています。体位をきちんと保持し，局所麻酔を行うことが成功への近道です。

〈early stylet removal（stylet removal technique）〉

わが国ではあまり一般的ではありませんが，小児では硬膜を貫通した感触がわかりにくいため，early stylet removalという方法があります（**図1**）。

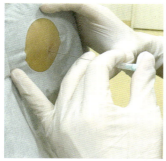
①内筒を刺したまま皮膚を穿刺します。

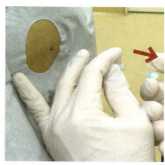
②皮下に到達したら、内筒を抜去します。

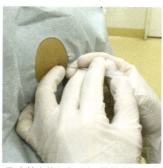
③内筒を抜いたまま、外筒だけを少しずつ進めます。

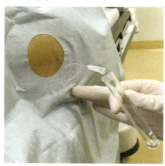
④髄液の流出が確認できた場所で外筒を止め、検体を採取します。

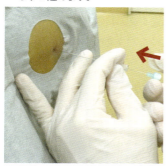
⑤検体の採取が終わったら、内筒を外筒に戻します。

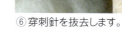
⑥穿刺針を抜去します。

図1 early stylet removal

1 細菌性髄膜炎

②髄液所見の解釈（細菌性髄膜炎とウイルス性髄膜炎の比較）

髄液所見は髄膜炎の診断，細菌性とウイルス性の鑑別に有用です（**表4**）。empirical therapy が優先された場合でも，白血球数，蛋白，糖などは異常値を示すため，髄膜炎の診断のために腰椎穿刺は必須です。

細菌性でもリステリアはリンパ球優位になることがある，ウイルス性でも髄液糖が低値になることがある，などといったように細菌性かウイルス性かには重複もあるため，髄液所見のみをもって細菌性髄膜炎を否定することには注意が必要です。

表4 髄液所見による細菌性髄膜炎とウイルス性髄膜炎の鑑別

	細菌性髄膜炎	ウイルス性髄膜炎	基準値	
			乳児	幼児以降
白血球数（/μL）	＞1,000	＜1,000	＜8	＜5
好中球比率（%）	＞85〜90	20〜40	60	0
蛋白（mg/dL）	＞100〜150	＜100	20〜170	＜45
糖（mg/dL）	低下あり	低下なし	34〜119	45〜80

3）培養検体

①血液

細菌性髄膜炎の発症には菌血症が先行，あるいは同時に発症します。そのため，血液培養から起炎菌が特定されることも少なくありません。抗菌薬投与前に十分量を2セット以上採取しましょう。

②髄液

先行抗菌薬投与がなければ，グラム染色で菌を60〜90%検出できます。グラム染色で陰性の場合は，PCRも有効です（感度・特異度ともに90%以上）。

4）頭部CTは必要か？（表5）

腰椎穿刺前に，頭蓋内の占拠性病変（膿瘍，腫瘍，血腫など）の有無を見るための頭部CTは，ルーチンには必要ありません。

細菌性髄膜炎の診療において，頭蓋内圧亢進の有無は身体所見で判断します。

以下に挙げる場合には撮像が必要です。

表5 頭部CT撮影が必要な場合

- 意識障害 or 意識レベルの変動がある
- 巣症状がある
- けいれん発作がある
- 免疫不全がある
- 中枢神経疾患（髄液シャント，水頭症など）がある

2 想定される起炎菌

グラム染色から推定することが重要ですが，細菌性髄膜炎の起炎菌は年齢によってある程度，予測することができます。

1）頻度の高い起炎菌（新生児～生後3か月）

- 大腸菌 M-5
- GBS M-2

新生児期～おおよそ生後3か月頃までは，母体由来の菌の頻度が高いのが特徴的です。リステリアは高齢者の髄膜炎起炎菌として問題となりますが，小児においても新生児～早期乳児でも髄膜炎の報告があります。

生後3か月未満では，肺炎球菌ワクチン，Hibワクチンが未接種ないし1回接種のみの場合があります。その場合には，肺炎球菌やインフルエンザ菌の可能性も考慮しなければなりません。

2）頻度の高い起炎菌（生後3か月～）

- 肺炎球菌 M-3
- インフルエンザ菌 M-6

生後3か月目以降では大腸菌やGBSの頻度は減少し，相対的に肺炎球菌やインフルエンザ菌の頻度が増加します。

しかし，この頃には肺炎球菌ワクチンとHibワクチンが2回以上接種できていることが多いので，それ以前と比較すると肺炎球菌やインフルエンザ菌に起因する髄膜炎の絶対数自体は減少します。

3) 手術後（髄液シャントなど），外傷後

- 黄色ブドウ球菌 **M-1**
- 表皮ブドウ球菌 **M-1**
- 肺炎球菌 **M-3**
- インフルエンザ菌 **M-6**
- 緑膿菌 **M-9**

皮膚の黄色ブドウ球菌や表皮ブドウ球菌，上気道の肺炎球菌やインフルエンザ菌といった常在菌の侵入が問題となります。院内感染の起炎菌としての緑膿菌も忘れてはなりません。

3 　治　療

治療で大切なことは「呼吸・循環の安定化」と「速やかな抗菌薬投与」です。

細菌性髄膜炎は致死率の高い感染症であり，救命できたとしても高率に神経学的後遺症を残します。そのため，髄膜炎を疑ったら30分以内に，1分でも早く抗菌薬治療を開始することが重要です。それとともに，呼吸・循環の安定化も非常に重要です。細菌性髄膜炎は敗血症性ショックを呈することもあり，**「細菌性髄膜炎の治療（抗菌薬投与）は行ったがショックを見逃した」といったことがあってはなりません。**

1) empirical therapy（表6）

CTX（セフォタキシム）もしくはCTRX（セフトリアキソン）**A-5** をベースとして，そこにABPC（アンピシリン）**A-1** を足すのか，VCM（バンコマイシン）**A-7** を足すのか，と考えるのが理解しや

表6 細菌性髄膜炎のempirical therapy

生後1～3か月	
CTX **A-5**　　＋ABPC **A-1**	75mg/kg/dose　6時間ごと 100mg/kg/dose　6時間ごと
CTX **A-5**　　±VCM **A-7**	75mg/kg/dose　6時間ごと 15mg/kg/dose　6時間ごと
生後3か月～	
CTX（or CTRX）**A-5** 　　±VCM **A-7**	75mg/kg/dose　6時間ごと （or CTRX：60mg/kg/dose　12時間ごと） 15mg/kg/dose　6時間ごと
手術後（髄液シャントなど），外傷後	
デバイスの抜去やドレナージが必要となる場合もあるため，専門施設への紹介を推奨	

すいかと思います。

リステリア髄膜炎の頻度は非常に稀ですが，リステリアの可能性が否定できない場合（特に新生児～早期乳児）にはリステリアの第一選択薬であるABPCが必要になります。VCMはペニシリン耐性肺炎球菌（penicillin-resistant *Streptococcus pneumoniae*：PRSP）が起炎菌の場合に必要となります。

そのため多くのガイドラインでは，生後3か月（ないし生後4か月）を境として，それ以前はCTX＋ABPC，それ以降はCTX＋VCMとされています。

しかし，もちろん実臨床では，生後3か月を境にリステリアの可能性がなくなり，薬剤耐性の肺炎球菌の可能性が生じるわけではありません。**生後3か月以降もリステリアは散発しますし，薬剤耐性の肺炎球菌はワクチン接種が不十分な生後3か月以前こそ注意が必要です。**

そのため月齢のみで考えるのではなく，可能ならグラム染色所見を参考としますが，グラム染色をしている余裕がないことのほうが多いです。月齢，病歴から，リステリアと薬剤耐性肺炎球

菌のリスクを評価して，ABPCかVCMのいずれかを足します。

2) デキサメタゾン (dexamethasone：DEX)

細菌性髄膜炎による中枢神経障害は細菌そのものの毒性だけに起因するものではなく，細菌に対する宿主の免疫応答も一因となります。そのため，抗炎症作用を期待してDEX（デキサメタゾン）が用いられます（**表7**）。

表7 DEXの投与

DEX	0.15mg/kg　6時間ごと　2〜4日間

DEXはインフルエンザ菌性髄膜炎では難聴の発生頻度を有意に低下させるとされているほか，肺炎球菌性髄膜炎でも死亡率を低下させるとされていますが，他の起炎菌についてはDEXを併用すべきかどうか議論の分かれるところで，盲目的に投与するものではありません。

また初回抗菌薬投与後では有意な効果は認めないとされているため，**初回抗菌薬の前か同時に投与しなければなりません。**

実際は，1分でも早く抗菌薬投与を開始したい細菌性髄膜炎診療において，初回抗菌薬投与の前にDEXを投与するのは非常に困難です。NICE clinical guidelineでは，初回抗菌薬の前ないし同時に投与できなかった場合でも4時間以内には投与することとされています（初回投与から12時間以上経過している場合は投与しない）。

3) フォローすべきパラメーター

① バイタルサイン

治療効果判定には，循環障害，呼吸障害，意識障害の改善の有無を用います。そのためには綿密なバイタルサイン（脈拍数，血圧，呼吸数，SpO_2，意識レベル）のフォローが必要となります。

② 体温，白血球数，CRP

適切な治療開始後も4〜6日間は発熱が持続します。そのため，

バイタルサインの中で，**体温は治療効果判定のパラメーターとして不確実**なことを知っておかなければなりません。

8日を超えて発熱が持続する場合には以下の原因を考えます。

- 治療が不適切（抗菌薬の種類，量）
- 医原性感染（カテーテル関連血流感染症，人工呼吸器関連肺炎など）
- DEX中止に伴う一過性の発熱
- 他の局所感染症の合併（特に深部膿瘍形成）
- 薬剤熱

白血球数，CRPは治療効果判定には使えません。白血球数，CRPの上下に一喜一憂していてはなりません。白血球数，CRPの変動は病勢とタイムラグがあり，さらに他の多くの因子に影響を受けます。**白血球数，CRPは"炎症のパラメーター"であって，"感染症のパラメーター"ではない**ことを常に意識しましょう。

③ second tap

適切な治療がなされれば，治療開始後24〜48時間で脳脊髄液（CSF）は無菌になるはずです。以下の場合には，治療開始48時間後に治療効果判定のために，再度腰椎穿刺することが推奨されています。

- 臨床経過の改善を認めない場合
- 新生児の場合
- 起炎菌がGNRの場合
- 起炎菌がβ-ラクタム耐性肺炎球菌の場合

4）治療期間

- 肺炎球菌 **M-3**：14日間
- インフルエンザ菌 **M-6**：10日間
- GBS **M-2**：14〜21日間
- 大腸菌 **M-5**：21日間，または髄液培養の陰性を確認後14日間
- リステリア：21日間

5）予後

致死率は5〜10％以下とされています。

最も高頻度な後遺症は聴力障害です。その発生頻度は，肺炎球菌性髄膜炎で20〜30％，インフルエンザ菌性髄膜炎で5〜10％とされています。可能であれば退院前，遅くとも退院後1か月頃までには聴力検査をするようにしましょう。

further readings

1) Le Saux N：Guidelines for the management of suspected and confirmed bacterial meningitis in Canadian children older than one month of age. Paediatr Child Health. 2014；19：141-6.

2) Lise EN, et al：Risk factors for traumatic or unsuccessful lumbar punctures in children. Ann Emerg Med. 2007；49：762-71.

3) Long SS, et al, ed：Principles and Practice of Pediatric Infectious Diseases. 4th ed. Elsevier, 2012.

2 敗血症

Key Points
- ▶「敗血症」の定義に注意！
- ▶「呼吸・循環の安定化」，「適切な培養検体の採取」，「速やかな抗菌薬投与」を同時進行で行う！
- ▶自分の限界を把握し，応援の要請，高次医療機関への転送の時機を逸しない！

What is 敗血症?

2016年2月，成人領域では敗血症の定義が見直され，qSOFAスコアを用いた評価が提唱されました。しかし，小児における検討は十分にはなされておらず，現時点では小児領域においては従来の定義を用いるのが実臨床に即しています。そのため本書では従来の定義を用います。

「敗血症」「重症敗血症」「敗血症性ショック」という言葉は実臨床において，しばしば混同して使われています。チーム医療において用語を適切に使うことは非常に重要です。定義をしっかりおさらいしておきましょう（**表1**）。

表1 敗血症，重症敗血症，敗血症性ショックの定義

敗血症 (sepsis)	感染症を契機として生じた SIRS（systemic inflammatory response syndrome）
重症敗血症 (severe sepsis)	敗血症で急性臓器障害を伴うもの（循環障害または呼吸障害の少なくとも1つ）。いずれも認めない場合は中枢神経障害，血液凝固障害，腎障害，肝障害のうち2臓器以上の障害
敗血症性ショック (septic shock)	重症敗血症のうち，循環障害を伴うもの

多くの敗血症で菌血症を合併しますが、敗血症＝菌血症ではありません。菌血症は、本来は無菌であるはずの血液から菌が検出される状態を指します。図1に概念図を示します。敗血症は細菌以外にも、ウイルスや真菌によっても生じえます。ちなみにsepsisのヨミは「セプシス」で、「ゼプシス」ではありません。

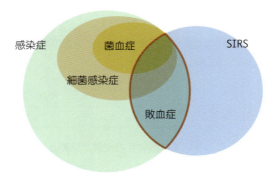

図1　敗血症の概念図

1) SIRS (systemic inflammatory response syndrome)

以下の4項目のうち、体温または白血球数の少なくとも1つを必須項目として、2項目以上満たすものがSIRSと定義されています。

① 中心体温：＞38.5℃、または＜36℃
② 頻脈：年齢別基準において2SDを超える頻脈を認める、または説明のつかない心拍数の増加が30分〜4時間持続する（1歳未満の乳児については、年齢別基準において10％タイルを超える徐脈、または30分以上持続する心拍数の低下も含む）
③ 多呼吸：年齢別基準において2SDを超える多呼吸
④ 白血球数：異常高値または異常低値、または未熟好中球＞10％

2) バイタルサイン、白血球数の年齢別基準値

バイタルサイン、白血球数の年齢別基準値には様々な報告があり、どの基準を使うかでSIRSに該当するかどうか変わってしま

う場合があります。実臨床ではバイタルサインがSIRSを満たさなくとも, 敗血症として対応しなければならない場合は少なくありません。バイタルサインが重要であることは強調してもしすぎることはありませんが, それだけをもって敗血症を否定しないようにしましょう。

バイタルサインだけでなく, 末梢冷感や陥没呼吸などの身体所見, またそれらの経時的変化も含めて総合的に判断することが重要です。

以下にGoldsteinの基準を紹介します（**表2**）。

表2 Goldsteinの SIRS 基準

年齢	心拍数 （回／分）	呼吸数 （回／分）	低血圧 （mmHg）	白血球数 （×10³／mm³）
〜生後1週	＞180または＜100	＞50	＜59	＞34
生後1週〜1か月	＞180または＜100	＞40	＜79	＞19.5または＜5
生後1か月〜1歳	＞180または＜90	＞34	＜75	＞17.5または＜5
2〜5歳	＞140	＞22	＜74	＞15.5または＜6
6〜12歳	＞130	＞18	＜83	＞13.5または＜4.5
13〜15歳	＞110	＞14	＜90	＞11.0または＜4.5

ただしGoldsteinの基準には呼吸数と血圧について, 問題点が指摘されています。

Goldsteinの呼吸数の基準値は正常範囲との重なりがあるため, Nakagawa & Shimeの基準が考案されました（**表3**）。今後, この基準の検証が待たれます。

また血圧の基準値については, 新生児（生後1週〜1か月）で高く, 2〜5歳で低くなっています。PALSガイドラインに示されている基準値（**表4**）とも乖離があり, さらなる検討が必要です。

3) 小児の severe sepsis における臓器障害の基準

表5のうち, 2項目以上が該当する場合, 重症敗血症とされます。

表3 Nakagawa & Shime の呼吸数の SIRS 基準

年齢	呼吸数（回／分）
〜生後1週	＞60
生後1週〜1か月	＞50
生後1か月〜1歳	＞50
2〜5歳	＞30
6〜12歳	＞24
13〜15歳	＞20

表4 PALS ガイドラインの血圧の SIRS 基準

年齢	低血圧（mmHg）
新生児	＜60
乳児	＜70
1〜10歳	＜70＋年齢×2
10歳〜	＜90

表5 小児の severe sepsis における臓器障害基準

循環障害	等張液を1時間以内に40mL／kg以上投与しても，以下のいずれかを認める ① 血圧低下 ② 血圧を維持するために循環作動薬が必要 ③ 以下のうち，2つ以上を認める ・説明のつかない代謝性アシドーシス：base excess ＞5.0mEq／L ・動脈血 lactate：＞3.0mmol／L（27mg／dL） ・乏尿：尿量＜0.5mL／kg／時 ・CRT延長：＞5秒 ・中心体温と末梢体温の差：＞3℃
呼吸障害	① PaO_2／FiO_2＜300 （チアノーゼ性心疾患や呼吸器疾患の既往がない） ② $PaCO_2$＞65mmHg，またはベースラインからの20mmHg以上の上昇 ③ SpO_2≧92％を維持するのに FiO_2≧0.5が必要 ④ 人工呼吸管理を要する
神経障害	① GCS≦11 ② GCSが3点以上低下する急性の意識変容
血液凝固障害	① 血小板＜80,000／mm^3 （血液腫瘍患者では過去3日間の最高値から50％を超える減少） ② PT−INR＞2.0
腎障害	血清クレアチニン値が年齢正常上限値の2倍以上 またはベースラインの2倍以上
肝障害	① 総ビリルビン≧4.0mg／dL（新生児を除く） ② ALTが年齢正常上限値の2倍以上

1 診断のポイント

1) どんなときに敗血症を疑うか？

敗血症は致死率の高い疾患であり，速やかな認知が求められますが，その診断はたやすくはありません。**敗血症の認知には，見た目（general appearance）を含めたバイタルサインが最も重要です**。発熱，頻脈，多呼吸の3つが最も一般的な所見ですが，いずれの所見も感度・特異度ともに高くはありません。

他には，以下のような所見が挙げられますが，感度・特異度ともに優れているものはありません。

- 皮膚蒼白
- 筋緊張の低下
- 活気不良
- 経口摂取不良，哺乳不良
- CRT（capillary refill time）の延長

敗血症の早期認知においては様々な試みがありますが，病歴聴取，身体診察を超えるほどの有用性が示されたバイオマーカーはありません。「プロカルシトニンが低いから敗血症は否定的」「CRPが高いから敗血症」とは言いきれません。

何よりも病歴聴取，身体診察が大切であり，状態の悪い児では常に敗血症の可能性を念頭に置いて対応します。

2) 血液培養

前述の通り，敗血症＝菌血症ではありません。しかし，敗血症では菌血症を合併していることが多く，血液培養は必須です。

① 血液培養の取り方

血液培養の取り方には各施設でローカルルールが存在することも稀ではありません。コンタミネーションの可能性を最小限にしつつ，煩雑でない方法が求められます。

筆者が以前所属していた神戸市立医療センター中央市民病院小

児科でのプラクティスを**表6**に紹介します。

②血液培養の解釈

血液培養が陽性となったとき，それが真の菌血症なのか，コンタミネーションなのかを考えなければなりません（**表7**）。

表6 血液培養のプラクティス（神戸市立医療センター中央市民病院小児科）

① **マスクを装着し，手洗いの上で手袋を装着する**
手洗いは必須です。自分の手の常在菌をコンタミネーションさせてはいけません。手袋は未滅菌手袋でもかまいません。

② **アルコール綿で皮膚消毒する**
アルコールとポピドンヨードでは有意な差はみられず，いずれもクロルヘキシジンよりもやや汚染率が高くなります。クロルヘキシジンを用いた消毒が最も汚染が少ないとされていますが，コストがかかります。
コンタミネーション率を下げるためにも，皮膚の常在菌をこすり落とすつもりでゴシゴシと消毒しましょう。

③ **1セットは末梢静脈路確保時の採血でも可とし，複数セットの場合は静脈穿刺も行う**
末梢静脈路確保時の採血と静脈穿刺との比較で，汚染率に差が出るとする報告と差はないとする報告の，いずれもあります。

④ **嫌気性ボトルはルーチンには不要**
嫌気性菌による菌血症の頻度は低く，嫌気性菌感染症が疑われる場合のみ，嫌気性ボトルを提出します。

表7 菌血症における血液培養の解釈

真の菌血症を示唆	コンタミネーションを示唆
● 複数セットで陽性 ● 単一の菌種を検出 ● focusと同一菌種を検出 ● 48時間以内に陽性	● 複数セットのうち1つのみが陽性で，検出菌がCNS **M-1** などの皮膚の常在菌 ● 複数の菌種を検出 ● focusと異なる菌種を検出 ● 72時間以降に陽性

3) 他の培養検体

①尿

尿路感染を契機とした敗血症は多く，抗菌薬投与の前に必ず採取しましょう。

②医療デバイス

院内発症の場合，中心静脈カテーテルや体腔ドレーンなどの医療デバイスが留置されていることも多く，抗菌薬投与前に必ず検体採取しましょう。

2 想定される起炎菌

起炎菌は，市中発症と，院内発症にわけて考えます。

1) 市中発症で頻度の高い起炎菌

- 肺炎球菌 **M-3**
- インフルエンザ菌 **M-6**

肺炎球菌，インフルエンザ菌が大切です。特にワクチン未接種の場合は注意が必要です。

2) 院内発症で頻度の高い起炎菌

- 黄色ブドウ球菌（特にMRSA）**M-1**
- コアグラーゼ陰性ブドウ球菌 **M-1**
- 緑膿菌 **M-9**
- 腸内細菌科

院内発症の場合，薬剤耐性菌が問題となります。自施設における薬剤耐性菌の検出頻度や代表的なアンチバイオグラムはこまめにチェックしておくようにしましょう。

3 治療

敗血症の治療では，初期治療とその後の集中治療にわけることが

できます。初期治療後の集中治療は高次医療機関での管理となる
ことが多いですが，初期治療については小児医療に関わるすべて
の医療者が理解しておく必要があります。

1）初期治療

細菌性髄膜炎 **F-1** と同様に，「適切な培養検体の採取」「速やかな
抗菌薬投与」「呼吸・循環の安定化」をほぼ同時並行で行わねばな
りません。PALS（pediatric advanced life support）ガイド
ラインに沿った初期治療により生存率の向上が示されています。
抗菌薬治療が治療の主軸ではありますが，呼吸障害，循環障害
を放置していては救命はなしえません。

①応援の要請，モニターの装着，酸素投与

上述のように，「適切な培養検体の採取」「速やかな抗菌薬投与」
「呼吸・循環の安定化」をほぼ同時に行う必要があるため，人手が
必要です。可能な限り多くの応援を要請します。

状態の悪い患児ではSpO_2の値に関係なく，酸素を投与した状態
で対応します。

②ABCDEアプローチを用いて評価

ABCDE（気道，呼吸，循環，神経学的評価，全身観察）アプロー
チに準じて診察し，モニターの数値も併せて，循環障害，呼吸
障害の重症度を評価します。

③静脈路確保，検体採取（血液・尿）

末梢静脈路を確保し，同時に必要な培養検体を採取します。敗
血症を疑う場合には原則として血液培養は複数セット採取しま
しょう。末梢静脈路が確保困難な場合には迷うことなく骨髄路
を確保します。成人に比して，小児では中心静脈路確保は困難
であり，敗血症の初期対応として中心静脈路確保は不適切です。
敗血症では低血糖を合併することが稀ならずあります。静脈路
確保時には迅速血糖測定で低血糖がないかチェックしましょう。

④抗菌薬投与，輸液蘇生

適切な培養検体が採取されれば，速やかに後述（**表8**）の経験的抗菌薬投与（empirical therapy）を行います。

それと並行し，細胞外液20mL/kgをボーラス投与（急速静注）します。ボーラス投与後はABCDEアプローチに準じて再評価を行います。後述の治療目標を達成できるまでボーラス投与と再評価を繰り返します。60〜80mL/kgの投与が必要なことが多いです。負荷量が多くなってきた際には，溢水による呼吸状態の悪化がないか，常に注意を払います。

輸液蘇生に反応せず血行動態が改善しない場合には，循環作動薬の投与を考慮します。このとき，中心静脈路がなければ，末梢静脈路からの循環作動薬投与も許容されます。

⑤初期治療の達成目標

- 2秒以内のCRT
- 年齢別の正常心拍数，正常血圧
- 中枢と末梢の脈の触れに差がない
- 温かい四肢末梢
- 時間当たり1mL/kg以上の尿量
- 正常な意識レベル

2) 抗菌薬治療（表8）

敗血症診療において速やかな抗菌薬投与は非常に重要です。しかし，focusを特定する努力を怠ってはなりません。抗菌薬投与の前に，髄液を除くすべての適切な検体を採取できていることを確認しましょう。

①市中発症の場合

初期対応で髄膜炎の合併の有無を判断することは非常に困難です。そのため，抗菌薬の選択，投与量は髄膜炎の治療に準じます。髄膜炎の治療との差を挙げるならば，VCM（バンコマイシン）の位置づけがやや異なります。髄膜炎の場合，広域抗菌薬である

表8 敗血症のempirical therapy

市中発症（生後1〜3か月）	
ABPC A-1	100mg／kg／dose　6時間ごと
＋CTX A-5	75mg／kg／dose　6時間ごと
±VCM A-7	15mg／kg／dose　6時間ごと
市中発症（生後3か月〜）	
CTX A-5	75mg／kg／dose　　6時間ごと
（またはCTRX A-5 ）	（60mg／kg／dose　12時間ごと）
±VCM A-7	15mg／kg／dose　　6時間ごと
院内発症	
VCM A-7	15mg／kg／dose　6時間ごと
上記に加えて，以下の緑膿菌カバーのある抗菌薬を追加する	
PIPC A-2	100mg／kg／dose　6時間ごと
PIPC／TAZ A-2	75mg／kg／dose（PIPCとして）6時間ごと
MEPM A-6	40mg／kg／dose　8時間ごと

CTX（セフォタキシム）をベースとして，薬剤耐性の肺炎球菌の可能性を考えてVCMを追加します。一方，敗血症の場合，髄膜炎の合併が疑われる，または起炎菌としてMRSAが疑われるときにVCMを追加します。VCMは急速投与ができないこともあり，初期治療の場面ではCTXのみ投与するのが実際的です。

②院内発症の場合

薬剤耐性菌が問題となります。中でもMRSAと緑膿菌のカバーが大切です。VCMと，緑膿菌カバーのある抗菌薬で治療を開始します。

もちろん，起炎菌が特定できればde-escalationします。敗血症だからといってde-escalationできないわけではありません。

3) 初期治療後の集学的治療のあれこれ

感染症治療は重症になればなるほど，抗菌薬だけでは制圧できなくなります。つまり，抗菌薬以外の治療の重要性が高まります。敗血症診療では種々の治療が試みられています。ここでは，ごく一部のみ取り上げます。

①感染巣コントロール

感染巣コントロールは非常に重要です。いくら適切な抗菌薬治療を行っていても，感染巣がコントロールできていなければ感染症治療はうまくいきません。抗菌薬治療に対する反応性が悪い場合には，ドレナージ，デバイス抜去，デブリドマン，などの感染巣コントロールが必要な病変がないか検討しましょう。

②ステロイド

敗血症では相対的または絶対的副腎不全となるため，それを補おうとステロイド投与が行われてきました。

成人では，ステロイド投与によりショックからの離脱率は改善しますが，生命予後には影響せず，血糖上昇や消化管出血といった合併症を有意に増加させるとされています。小児においてはショックからの離脱率についても改善は認めないとされています。下垂体や副腎の機能障害の既往がある児，慢性疾患で長期間ステロイド投与が行われている児などでは副腎不全のリスクがあるため，ステロイド投与を考慮してもよいかもしれません。

③免疫グロブリン大量静注療法 (IVIG)

免疫グロブリンはオプソニン化作用や補体活性化により，抗微生物作用を発揮します。敗血症では免疫グロブリンの消費が亢進しているにもかかわらず，免疫グロブリン産生能は低下し，さらに血管外に漏出してしまいます。それを補うのが免疫グロブリン投与のコンセプトになります。

米国では重症敗血症に対して免疫グロブリン投与の適応はありません。一方でわが国における研究では，免疫グロブリンの予後改善効果を認めたとするものがあります。小児については統一した見解が得られておらず，低ガンマグロブリン血症を認めた場合のオプション程度の位置づけと理解しましょう。

④栄養療法

低栄養では感染症だけでなく，種々の疾患の制圧は困難です。

栄養療法をおろそかにしてはなりません。

bacterial translocationの予防，コスト，静脈栄養による合併症の回避，などの点から経腸栄養を優先します。敗血症でも経腸栄養は可能ですが，合併症の頻度が増加するため，循環動態の安定化を開始の基準とします。

4) フォローすべきパラメーター

治療効果判定では，髄膜炎と同様に循環障害，呼吸障害，意識障害の改善の有無が重要です。そのためには綿密なバイタルサイン（脈拍数，血圧，呼吸数，SpO_2，意識レベル）のフォローが必要となります。必要であれば高次医療機関への転送もためらってはなりません。

初期治療後の集中治療では，どのパラメーターも欠くことができません。そのため，綿密なモニタリングが可能な高次医療機関での管理が必要となります。

5) 治療期間

それぞれのfocusの治療期間に準じます。

---

further readings

→ 1) 日本集中治療医学会小児集中治療委員会：日本での小児重症敗血症診療に関する合同意見. 日集中医誌. 2014；21(1)：67-88.

2) American Heart Association，日本小児集中治療研究会，監：PALSプロバイダーマニュアル. シナジー，2013.

3) Goldstein B, et al：International Consensus Conference on Pediatric Sepsis. International pediatric sepsis consensus conference：definitions for sepsis and organ dysfunction in pediatrics. Pediatr Crit Care Med. 2005；6(1)：2-8.

4) Nakagawa S, et al：Respiratory rate criteria for pediatric systemic inflammatory response syndrome. Pediatr Crit Care Med. 2014；15(2)：182.

3 急性中耳炎

Key Points
▶鼓膜所見にこだわる！
▶治療の基本は経過観察！
▶耳鼻科への紹介をためらわない！

急性中耳炎は誤った抗菌薬投与がされやすい感染症のひとつです。発熱があって，鼓膜が赤い（ように見える）という理由だけで抗菌薬を投与してはなりません。急性中耳炎の診断には詳細な鼓膜の観察が必要であり，さらには急性中耳炎の診断がついたとしても，本当に抗菌薬投与が必要な急性中耳炎はそれほど多くありません。そして抗菌薬の選択においても注意が必要で，経口第3世代セフェム系抗菌薬や経口カルバペネム系抗菌薬といった不必要に広域な抗菌薬が選択されている場面が少なくありません。しかし，これらの広域抗菌薬が必要になる場面はほぼありません。

1 診断のポイント

1）どんなときに急性中耳炎を疑うか？

急性中耳炎は外来診療において最も多い細菌感染症のひとつです。1歳までに75％の小児が罹患するとされています[1]。その診断には"詳細な"鼓膜の観察が必要であり，鼓膜の観察は小児科医として必須のスキルです。

乳幼児では耳痛を適切に表現できないことも少なくありません。耳を気にする様子があれば，中耳炎の可能性を考えることはそう難しくはありませんが，発熱と不機嫌だけを訴えて受診する

3 急性中耳炎　**43**

ことも稀ではありません。発熱を認める児では必ず急性中耳炎の可能性を考えて、鼓膜の観察をするようにしましょう。日頃から鼓膜を見慣れていないと、いざ急性中耳炎の児の鼓膜を見ても異常所見に気がつかないかもしれません。

反対に，鼓膜所見にとらわれて他の重症細菌感染症を見逃さないよう，全身の診察も怠ってはなりません。急性中耳炎としてフォローされていて，なかなか治癒しないと思っていたら，他の部位に深部膿瘍がみつかった，ということも稀ではありません。

2) 急性中耳炎の定義

わが国の『小児急性中耳炎診療ガイドライン』では，急性中耳炎を「急性に発症した中耳の感染症で，耳痛，発熱，耳漏を伴うことがある」と定義しています。急性発症であること，急性炎症の所見があることが重要となります。

米国小児科学会（American Academy of Pediatrics：AAP）のガイドラインでは，急性中耳炎の診断において以下の3点が推奨されています。

- 中等度から重度の鼓膜の膨隆，または外耳炎に起因しない耳漏を認める場合，急性中耳炎と診断する
- 軽度の鼓膜の膨隆と，急性に発症した耳痛か重度の鼓膜の発赤を認める場合，急性中耳炎と診断する
- 中耳液貯留を認めない場合，急性中耳炎と診断すべきでない

重度でない限り，鼓膜の発赤のみをもって急性中耳炎と診断するには不十分です。鼓膜の発赤は啼泣やウイルス性上気道炎でも生じえます。発赤の有無だけではなく，膨隆の有無やその程度，鼓膜の混濁の有無，中耳腔の液面形成の有無，など急性中耳炎の診断には詳細な鼓膜の観察が必須になります。

中耳液貯留を認めない場合は急性中耳炎とは診断できません。中耳液貯留の証明には気密耳鏡検査やティンパノメトリーが推奨されていますが，いずれも小児科医にとってはなじみの薄い

検査です。鼓膜の膨隆，液面形成，外耳炎に起因しない耳漏，といった所見で代用するのが現実的と言えます。

3) 急性中耳炎と滲出性中耳炎

滲出性中耳炎とは，中耳液貯留を認めるが急性炎症所見を伴わないものです。急性中耳炎の後遺症として発症する場合や，アレルギー性鼻炎や副鼻腔炎などの他の疾患を背景として発症することもあります。小児の難聴の原因として最も多いものです。遷延する場合には鼓膜チュービングなどの治療が考慮されます。中耳液貯留を認めても，急性炎症の所見がなければ抗菌薬の適応はありません。

4) 鼓膜の診かた（図1）

①耳鏡をしっかりとホールドする

耳鏡の持ち方には，フォアハンド，ペンシルグリップ，バッグハンドなどがあります。自分の一番持ちやすい方法で，しっかりとホールドしましょう。

②耳介を引っ張って外耳道をまっすぐにする

耳介を後上方に引っ張り，外耳道をまっすぐにします。

3歳以下，特に1歳以下では耳介を後下方に引っ張ったほうが鼓膜の観察がしやすいことがあります。

③まっすぐになった外耳道に沿って耳鏡を挿入する

耳鏡を優しく挿入してから，観察を始めます。観察しながら挿入してはいけません。また，挿入した耳鏡をごそごそと動かしてはいけません。非常に痛いです。調節する場合，愛護的に行います。

①耳鏡をしっかりとホールドする

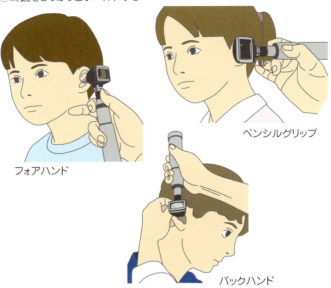

フォアハンド

ペンシルグリップ

バックハンド

②耳介を引っ張って外耳道をまっすぐにする
　後方に引っ張ったほうが見えることもある（3歳以下，特に1歳未満）

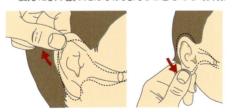

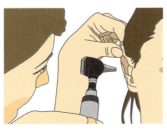

③まっすぐになった外耳道に
　沿って耳鏡を挿入する

図1 鼓膜の診かた

2　想定される起炎菌

頻度の高い起炎菌
- 肺炎球菌 **M-3**
- インフルエンザ菌 **M-6**
- モラキセラ

呼吸器感染症の起炎菌は基本的にこの3菌種で大部分を占めます。起炎菌が検出されたものの内訳は，肺炎球菌30％，インフルエンザ菌30％，モラキセラ10％程度，です。

3　治療

1）基本方針

急性中耳炎は抗菌薬の不適切な使用が最も多い細菌感染症のひとつです。**急性中耳炎は自然治癒傾向の強い疾患であり，原則として経過観察が第一選択です**。何となく鼓膜が赤いから中耳炎だろうと診断して，何となく抗菌薬を処方してはなりません。しかし，「経過観察」であって，「放置」ではないことに注意して下さい。耳痛がある場合には，鎮痛薬（**表1**）で対応します。

表1　鎮痛薬投与量

アセトアミノフェン	10〜15mg／kg／dose

2〜3日間，経過観察し，改善傾向がなければ抗菌薬投与を考慮します。

AAPガイドラインでは重症例に限って初めから抗菌薬を投与することとなっています。特に2歳以下では重症化のリスクが高いと考えられていることから，抗菌薬投与を原則としていますが，それに対して否定的な報告もあり，若年だからといって必ずしも抗菌薬が必要とは限りません。

2) empirical therapy（表2）

表2 急性中耳炎のempirical therapy

内服	
AMPC **A-1**	90mg/kg/day　分3

①2〜3日の経過観察で改善傾向が乏しい場合

抗菌薬の適応となります。ほとんどの場合，AMPC（アモキシシリン）で治療可能ですが，中耳は抗菌薬の移行性が悪い臓器ですので，高用量であることが大切です。治療開始後48時間以内に改善が認められなければ，他の薬剤に変更します。

②β-ラクタムアレルギーの場合

ST，ニューキノロン系などの他の薬剤も選択肢となります。

3) 高用量AMPCで改善傾向にない場合（表3）

表3 高用量AMPCで改善がみられない場合

内服	
AMPC/CVA **A-1**	AMPCとして90mg/kg/day　分2
静注	
ABPC **A-1**	50mg/kg　6時間ごと
CTRX **A-5**	60mg/kg　24時間ごと

①内服薬

β-ラクタマーゼ産生菌を考慮してAMPC/CVA（アモキシシリン/クラブラン酸）**A-1** に変更します。施設によっては経口第3世代セフェム系抗菌薬が頻用されていますが，経口第3世代セフェム系抗菌薬はバイオアベイラビリティが非常に低く，使用する場合には高用量で用いる必要があります。不必要にスペクトラムが広く，低カルニチン血症という合併症のリスクもあり，経口第3世代セフェム系抗菌薬を積極的に使用する理由はありません。

②静注薬

ABPC（アンピシリン）**A-1** も選択肢となります。内服と静注では血中薬物濃度が大きく異なります。スペクトラムは変わらなくとも血中濃度が上がることで治療可能になる場合も少なくありません。ペニシリン耐性菌やβ–ラクタマーゼ産生菌が考えられる場合はCTRX（セフトリアキソン）**A-5** を外来で1日1回投与します。

4) フォローすべきパラメーター

- 鼓膜所見
- 発熱，耳痛

5) 治療期間

- 2歳未満：10日間
- 2歳〜5歳未満：7日間
- 5歳以上：5日間

AAP ガイドラインでは上記期間が推奨されています。

6) 耳鼻科医への紹介のタイミング

「○○くらい自分で診られなきゃだめだ」というエラい先生のありがたい声も聞こえてきそうですが，何でもかんでも小児科医が抱え込んでしまうのは，小児科医にとっての最大の目的である"こどもの最善の利益"に反します。

本書では，「日頃から耳鼻科医と信頼関係を築き，耳鼻科への紹介をためらわない」くらいのスタンスが望ましいと考えます。

①耳垢で鼓膜が見えないとき

中耳炎を強く疑っているときや，どうしても中耳炎を否定したいときは，筆者は耳鼻科に紹介しています。

人肌に温めた生理食塩水を吸ったシリンジに，留置針の外套を接続し，外耳道に注入し，洗浄するという方法もあります。冷えた生理食塩水では，めまいを誘発してしまうので注意しましょう。

②抗菌薬治療に抵抗性で鼓膜切開が必要と考えるとき

感染症治療の基本のひとつは，「ドレナージできるものはないか，

抜去できるデバイスはないか」です。抗菌薬治療で改善しない場合にはドレナージ（鼓膜切開）も考慮しなければなりません。

③滲出性中耳炎のとき

滲出性中耳炎は長期間のフォローアップが必要であり，時に鼓膜切開やチュービングといった外科的処置が必要になることがあります。無理せず専門家に紹介するのがよいと思っています。

further readings

1) Faden H, et al：Otitis media： back to basics. Pediatr Infect Dis J. 1998；17(12)：1105-12.

2) Lieberthal AS, et al：The diagnosis and management of acute otitis media. Pediatrics. 2013；131(3)：e964-99.

3) 草刈 章, 他：小児上気道炎および関連疾患に対する抗菌薬使用ガイドライン 私たちの提案. 外来小児. 2005；8(2)：146-73.

咽頭炎／扁桃炎, 咽後膿瘍, 扁桃周囲膿瘍

Key Points
- ▶咽頭炎／扁桃炎をみたら溶連菌感染かどうか見きわめる！
- ▶咽後膿瘍, 扁桃周囲膿瘍は解剖が最も重要！

＊：本章では, 溶連菌＝A群β溶血レンサ球菌(*Streptococcus pyogenes* Group A Streptococci：GAS)としています。

咽頭／扁桃は小児の感染症の中でも熱源となりやすいfocusのひとつであり, 小児の発熱患者では必ず診察する場所です。漫然と診察するのではなく,「この子は溶連菌？」,「扁桃周囲膿瘍を疑わせる口蓋垂の偏位はある？」といろいろなことを考え, 所見をとるようにしましょう。

1 診断のポイント

1) どんなときに咽頭炎／扁桃炎を疑うか？

喉の痛み, 嚥下痛を認めたときに咽頭炎／扁桃炎を疑います。しかし, 小児では症状を正確に訴えることができないため, 頭痛, 嘔吐, 腹痛などの非特異的症状から咽頭炎／扁桃炎が診断されることもあります。喉の診察は, 小児科医にとって基本的な診察のひとつです。小児の発熱患者の診察では必ず喉をみて咽頭炎／扁桃炎かどうか確認しましょう。

2) この咽頭炎／扁桃炎は溶連菌性咽頭炎／扁桃炎？

小児における咽頭炎／扁桃炎の原因の大部分がインフルエンザウイルスやライノウイルスなどの呼吸器ウイルスです。その中から溶連菌 M-2 が原因の咽頭炎／扁桃炎を見きわめることが重要です。その理由は, 溶連菌は咽頭炎の中で治療が可能な細菌であ

り，抗菌薬治療を行うことで有症状の期間が短くなるからです。
溶連菌性咽頭炎の特徴的な喉の所見は，赤く腫れあがった口蓋
垂，軟口蓋の点状出血，咽頭扁桃の発赤（白苔は付着している場
合と，していない場合があります）です。それ以外にもウイルス
性咽頭炎／扁桃炎との鑑別点がいくつかあります（**表1**）。溶連菌
の好発年齢かどうか（5〜15歳），周囲の流行状況がどうかなど
も溶連菌を診断する上で重要になります。喉を診察するときは，
常に「この喉は溶連菌かどうか」を考えて診察しましょう。

表1 溶連菌性咽頭炎／扁桃炎とウイルス性咽頭炎／扁桃炎の特徴

溶連菌性咽頭炎／扁桃炎	● 突然発症 ● 発熱 ● 頭痛 ● 嘔気，嘔吐 ● 腹痛 ● 前頸部リンパ節の発赤，腫脹 ● 猩紅熱様皮疹*
ウイルス性咽頭炎／扁桃炎	● 結膜炎 ● 咳嗽 ● 嗄声 ● 鼻水 ● 筋肉痛 ● 下痢

*：猩紅熱は溶連菌の産生する毒素によって発症する。猩紅熱にはいくつかの特徴
的な皮疹がある。顔面では，口周囲が蒼白になったり，イチゴ舌を認める。体幹部
では，肘，膝，鼠径部などの関節屈曲部（皺が生じる部分）に紅色小丘疹が生じた
り，触れるとざらっとした手触りのある紙ヤスリ状（sandpaper）の皮疹を認める。
手足に膜様落屑を認めるのも特徴的である。

〈Centor criteriaは小児で有用？〉

Centor criteriaとは，①38℃以上の発熱，②咳がない，③前
頸部リンパ節腫脹・圧痛，④扁桃腫大・浸出液の付着の4項目を
参考にして溶連菌性咽頭炎／扁桃炎かどうかを判断するための基
準です。この基準に関しては近年小児において有用性が低いとい
う報告もあります[1]。Centor criteriaの項目は，**表1**の項目と

一致する点が多いことがわかります。つまり，Centor criteria は1つのツールであり，これに該当する項目がなくても，頭痛や腹痛などの溶連菌を示唆する他の特徴はないか，周囲の流行状況はどうかなど他の点から溶連菌の可能性が高いかどうか検討する必要があります。Centor criteria にとらわれずに総合的に判断することが重要です。

3) どんなときに扁桃周囲膿瘍，咽後膿瘍を疑うか？

ひどい咽頭痛や嚥下痛を認めたときに扁桃周囲膿瘍を疑います。症状が悪化すると唾液を飲み込むことが困難になり，流涎を認めます。他の症状としては扁桃の腫脹，頸部リンパ節腫脹，開口障害，口蓋垂の偏位があります。発熱は多くの症例で認めますが，認めないこともあるので注意しましょう。

咽後膿瘍でも扁桃周囲膿瘍と同様にひどい咽頭痛や嚥下痛を認めます。その他，斜頸など頸部の可動域制限や頸部の痛み，腫脹を認めます。扁桃周囲膿瘍と異なる点は，開口障害や嚥下痛が比較的少ない点や，気道閉塞の危険性がある点です。

4) 頸部の解剖

扁桃周囲膿瘍と咽後膿瘍を理解する上で，頸部の解剖は非常に重要です。特に重要な頸部の間隙（様々な筋膜の間に生じる空間）について理解しましょう。頸部の断面図を図1，2に示します。頸部の間隙で臨床的に重要なのは扁桃周囲間隙，副咽頭間隙，顎下間隙，咽後間隙，危険間隙，椎前間隙の6つの間隙です。

扁桃周囲膿瘍では扁桃周囲間隙に膿瘍が形成されます。扁桃周囲間隙の近くには咀嚼筋のひとつである内側翼突筋が走行しており，扁桃周囲膿瘍の炎症がここまで波及すると開口障害が生じます。咽後膿瘍は，咽後間隙，危険間隙，椎前間隙のいずれかに膿瘍が形成されますが，多くは咽後間隙に形成されます。これらの間隙は縦方向に長く，咽後間隙は縦隔，危険間隙は横隔膜，椎前間隙は尾骨までつながっており，炎症が波及すると

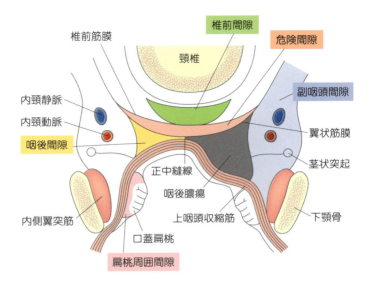

図1 頸部の断面図（冠状断）

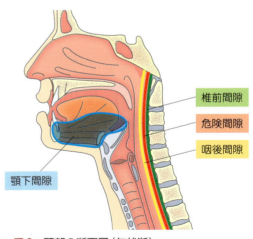

図2 頸部の断面図（矢状断）

縦隔炎を引き起こす可能性があるため注意が必要です。また咽後間隙は、気道と接しており、病変が進行すると気道閉塞の危険性もあるため注意が必要です。

ちなみに副咽頭間隙には総頸動脈・内頸静脈・迷走神経を包み込んだ頸動脈鞘が含まれており、この部分に炎症が波及するとLemierre's syndromeを引き起こします。顎下間隙には歯性感染症から炎症が波及することが多く、Ludwig's anginaを引き起こします。

5) 検 査

① 咽頭炎／扁桃炎

繰り返しになりますが、咽頭炎／扁桃炎をみたら溶連菌感染かどうか見極めることが重要です。溶連菌の検査としては迅速検査と培養検査があります。

• 迅速検査

迅速検査の最大の利点は、すぐに検査結果が判明することです。迅速検査で陽性になった患者に対して早期に治療介入することで、症状の軽減や周囲への感染の伝搬を防ぐことができます。また迅速検査は特異度が95％と高く、偽陽性が少ないのも特徴です。迅速検査の難点は感度が70～90％と培養検査と比較して低いことです。そのため、実際には溶連菌に感染していても迅速検査で陰性となることがあります。そのような場合は、追加で培養検査を提出することも検討しましょう。

• 培養検査

培養検査は溶連菌の診断を行う上で最もスタンダードな検査法です。培養検査で注意すべき点は、検体の採取方法になります。スワブで検体を採取するときは、両側の扁桃や咽頭後壁から検体を採取しましょう。それ以外の部分から検体を採取すると正確な検査結果が出ません。培養検査の利点は感度が90～95％と迅速検査と比較して高い点です。難点は検査結果が判明する

までの時間が遅いことです。

溶連菌の検査を行う上で年齢は非常に重要な因子です。特に3歳未満は溶連菌の罹患率が低く、溶連菌の合併症であるリウマチ熱の割合も低いため、原則検査の必要はありません。3歳未満の患者では、同胞に溶連菌感染の人がいる場合や地域で溶連菌感染が流行している場合に検査を検討しましょう。

②扁桃周囲膿瘍，咽後膿瘍

- 血液検査

  扁桃周囲膿瘍、咽後膿瘍ともに白血球数の上昇，CRPの上昇を認めます。

- 画像検査

  扁桃周囲膿瘍，咽後膿瘍ともに造影CT検査がgold standardです。特に咽後膿瘍では、縦隔まで炎症が波及していないか画像で評価しましょう。超音波検査にて病変が描出できることもあります。

2 想定される起炎菌

1）咽頭炎／扁桃炎

- 溶連菌（*Streptococcus pyogenes*：GAS） **M-2**
- *Fusobacterium*
- マイコプラズマ **M-10**

咽頭炎／扁桃炎の原因の大部分はウイルス性になります。原因ウイルスとしてはアデノウイルス，EBウイルス，RSウイルス，ライノウイルス，コロナウイルス，単純ヘルペスウイルスなど多くのウイルスがあります。

細菌性の原因としてはGAS以外にも*Fusobacterium*やマイコプラズマがあります。特に*Fusobacterium*は成人の細菌性咽頭炎の10～20%を占めるという報告もあります[2]。

2) 扁桃周囲膿瘍

- 溶連菌 (*Streptococcus pyogenes*：GAS) **M-2**
- 黄色ブドウ球菌 **M-1**
- 口腔内嫌気性菌, バクテロイデス

扁桃周囲膿瘍は通常複数菌感染です。起炎菌としてはGASが最も多いです。上記以外にインフルエンザ菌も起炎菌になりますが, 頻度は低いです。

3) 咽後膿瘍

- 溶連菌 (*Streptococcus pyogenes*：GAS) **M-2**
- 黄色ブドウ球菌 **M-1**
- 口腔内嫌気性菌, バクテロイデス

咽後膿瘍も扁桃周囲膿瘍と同様で通常複数菌感染です。

3 治療

1) empirical therapy

① 咽頭炎／扁桃炎 (溶連菌性) (表2)

表2 溶連菌性咽頭炎の empirical therapy

(内服) AMPC **A-1**	40mg/kg/day 分3
代替薬	
(内服) CEX **A-3**	50mg/kg/day 分3

治療は原則としてAMPC (アモキシシリン) **A-1** で行います。ペニシリンアレルギーがある児ではAMPCの代わりにCEX (セファレキシン) **A-3**, CLDM (クリンダマイシン), マクロライド系を使用します。わが国では溶連菌のマクロライド系に対する耐性が多く, 2015年のサーベイランスの報告ではマクロライド系への耐性率は約60％と高値であり注意が必要です。繰り返しになりますが, 溶連菌の治療は原則AMPCで行いましょう。

② 扁桃周囲膿瘍，咽後膿瘍（表3）

膿瘍の治療の基本は排膿です。扁桃周囲膿瘍，咽後膿瘍をみたら抗菌薬投与を行う前に必ず耳鼻科医師にコンサルテーションを行い，外科的治療の適応があるかどうかを確認しましょう。

表3　扁桃周囲膿瘍，咽後膿瘍のempirical therapy

（静注）ABPC／SBT	75mg／kg／dose　6時間ごと **A-1**
（+VCM）	（15mg／kg／dose　6時間ごと **A-7** ）

起炎菌としてGAS（*S.pyogenes*），黄色ブドウ球菌，口腔内嫌気性菌を想定してABPC／SBT（アンピシリン／スルバクタム）で治療を開始します。MRSAの関与が疑われる場合はVCM（バンコマイシン）の追加投与も検討します。

2）培養結果の解釈

扁桃周囲膿瘍，咽後膿瘍ともに通常複数菌感染です。そのため穿刺検体や血液培養から起炎菌が特定された場合，解釈には注意が必要です。たとえば，穿刺検体から黄色ブドウ球菌が培養された場合，治療を黄色ブドウ球菌単独に切り替えるのは危険です。口腔内嫌気性菌など培養されなかった他の起炎菌も存在すると考えた上で，抗菌薬を選択しましょう。

3）フォローすべきパラメーター

咽頭炎／扁桃炎，扁桃周囲膿瘍，咽後膿瘍のいずれも局所所見が重要なパラメーターになります。咽頭炎／扁桃炎であれば咽頭の発赤，扁桃周囲膿瘍，咽後膿瘍であれば扁桃の腫脹，口蓋垂の偏位，開口障害，頸部の可動域制限などが改善しているかどうかを確認しましょう。咽頭痛や嚥下痛など，本人の自覚症状が改善しているかどうかもパラメーターになります。

4）治療期間

- 咽頭炎／扁桃炎（溶連菌性）：10日間
- 扁桃周囲膿瘍：2週間
- 咽後膿瘍：2〜3週間

5）予後

- 咽頭炎／扁桃炎

適切な抗菌薬治療を行えば予後は良好です。

- 扁桃周囲膿瘍，咽後膿瘍

扁桃周囲膿瘍，咽後膿瘍ともに早期に診断を行い，治療を行えば予後は良好です。扁桃周囲膿瘍は咽後膿瘍と比較して再発率が高く，5〜10％と言われています。

further readings

1) Roggen I, et al：Centor criteria in children in a paediatric emergency department：for what it is worth. BMJ Open. 2013；3(4). pii：e002712.

2) Centor RM, et al：The clinical presentation of Fusobacterium-positive and streptococcal-positive pharyngitis in a university health clinic：a cross-sectional study. Ann Intern Med. 2015；162(4)：241-7.

3) Shulman ST, et al：Clinical practice guidelines for the diagnosis and management of group A Streptococcal pharyngitis：2012 update by the Infectious Diseases Society of America. Infect Dis. 2012；55(10)：1279-82.

4) 厚生労働省健康局結核感染症課，編：抗微生物薬適正使用の手引き. 第一版. 厚生労働省健康局結核感染症課, 2017.

5 肺炎

Key Points
- ▶ 抗菌薬が本当に必要か，いま一度考えよう！
- ▶ 基本はABPC！ 小児の市中肺炎のほとんどは「ABPCなしでも治る肺炎」か「ABPCで治る肺炎」。
- ▶ 治療効果判定は，呼吸数，努力呼吸，酸素需要で！

肺炎のマネジメントは小児科医にとって基本のひとつです。しかし，それは簡単であることとは違います。「肺炎は全員入院の上で抗菌薬投与」では，不必要な抗菌薬投与や不必要な入院を生んでしまいますし，小児科医にとっても学びにつながりません。本当に抗菌薬投与は必要か，本当に入院は必要か，しっかり考える必要があります。

1 診断のポイント

1) ウイルス性か細菌性か？

報告により差はありますが，小児における肺炎では圧倒的多数をウイルス性が占めます（**図1**）。特に2歳以下ではウイルス性の頻度が増加します。

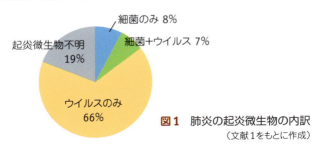

図1 肺炎の起炎微生物の内訳
（文献1をもとに作成）

特に以下の病歴や身体所見がある場合にはウイルス性肺炎の可能性が高くなります。

- 緩徐な発症
- 感冒症状の家族歴
- 両側性に聴取される wheeze
- 両側性の間質性浸潤影

2) ウイルス迅速抗原検査

RSウイルス，ヒトメタニューモウイルス，インフルエンザウイルスなどの迅速抗原検査がキット化されています。いずれの検査も，感度100％・特異度100％ではありませんので，偽陽性・偽陰性の可能性は常にあります。下気道感染らしいこどもに手当たり次第，ウイルス迅速抗原検査をしても仕方ありません。あたりまえのことですが，「RSウイルス，ヒトメタニューモウイルス，インフルエンザウイルスがいずれも陰性＝細菌性肺炎」ではありません。

ウイルス迅速抗原検査に限ったことではありませんが，**病歴，身体所見から検査前確率をいかに見積もるかが重要**です。

3) 培養検体

小児の肺炎では信頼性の高い検体を採取することが難しく，起炎微生物が不明のまま終わることが少なくありません。

① 喀 痰

喀痰は基本的に口腔や咽頭の常在菌により汚染された検体であり，質の高い喀痰でなければ起炎菌特定には使えません。特に小児では質の高い喀痰の採取が困難です。

また後述の通り，中等症までの細菌性肺炎は高用量のABPC（アンピシリン）で治療可能であり，軽症から中等症の肺炎では細菌検査が治療に与える影響は小さいです。

検体として喀痰を採取する適応を（**表1**）にまとめます。

採取された検体はまずその質を評価します。喀痰の質の評価に

表1　喀痰採取の適応

- 重篤な基礎疾患があったり，ICUに入室したりするような重症例（特に気管挿管となる症例）
- 入院が必要となる中等症以上の症例で，かつ自分で喀痰排泄ができる（積極的な推奨ではない）

は，Miller & Jones分類（肉眼的な分類）とGeckler分類（鏡検での分類）があります。

繰り返しになりますが，喀痰は汚染された検体であり，結果の解釈には注意が必要です。

グラム染色は起炎菌の推定に有効とする報告が多く，検体の質の高さ，菌量，貪食像から真の起炎菌らしさを判定します。しかし，"臨床的に肺炎らしくない患者"から採取された"質の低い検体"で，グラム染色で肺炎球菌らしい菌体が観察されたからといって，それを根拠として肺炎と診断してはなりません。

培養検査では真の起炎菌以外にも常在菌が発育することがあるため，培養結果だけをもって起炎菌を特定することは困難であり，あくまでもグラム染色所見を優先します。

〈Miller & Jones分類（**表2**）〉

肉眼所見でM1〜2，P1〜3の5段階に分類します。M1〜2の検体は「質が低い検体」であり，検査する意義に乏しく，施設によっては検体の再提出を求められます。

表2　Miller & Jones分類

分類	
M1	唾液，完全な粘性痰
M2	粘性痰の中に少量の膿性痰を含む
P1	膿性部分が全体の1/3以下の痰
P2	膿性部分が全体の1/3〜2/3の痰
P3	膿性部分が全体の2/3以上の痰

〈Geckler分類（図2）〉

鏡検所見でG1〜6の6段階に分類します（図2〜5）。扁平上皮の多さは検体の汚染の程度を表します。G1〜2の検体は「質が低い検体」であり，診断的意義は乏しく，この結果をもって起炎菌と特定するには注意が必要です。

② 血液

血液培養が陽性となれば，それは真の起炎菌だと推定できます。しかし，肺炎で菌血症を合併する頻度は低く，血液培養での検出率は低いです。そのため菌血症の合併を疑わないときには，ルーチンには不要とする報告もあります。

群	細胞数/視野（×100倍）	
	白血球	扁平上皮
G1	<10	>25
G2	10〜25	>25
G3	>25	>25
G4	>25	10〜25
G5	>25	<10
G6	<25	<25

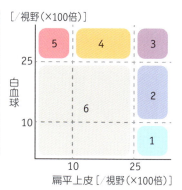

図2 Geckler分類

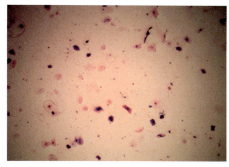

図3 G1

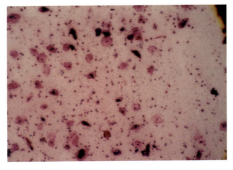

図4　G3

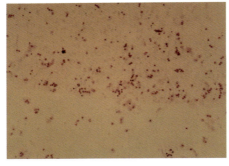

図5　G5

③その他の検体

侵襲性は高いですが，胸水，肺生検は起炎菌特定に信頼の高い検体となります。何かしらの理由があり，これらの検体を採取する場合には細菌検査に提出しましょう。

咽頭や鼻腔の拭い液は真の起炎菌と常在菌とを区別する方法がなく，検体として提出してはなりません。

4）入院の適応

地域，施設により入院の基準が異なるのはもちろんですが，「肺炎＝入院」ではありません。本当に入院が必要か，外来での治療が不可能か，各症例でしっかり検討しましょう。

入院適応の一例を**表3**に挙げます。

表3 入院適応

- 全身状態不良（toxic appearance）
- 酸素需要がある（$SpO_2 \leqq 90\%$）
- 著しい多呼吸
- 無呼吸発作
- 明らかな脱水所見とともに軽快傾向の乏しい経口摂取不良
- 重篤な基礎疾患の存在
- 自宅での経過観察が困難（自宅が医療機関から遠方で増悪時の再診が困難，保護者のホームケアへの理解が不十分，など）

2 想定される起炎菌

1）頻度の高い起炎菌

- 肺炎球菌 M-3
- インフルエンザ菌 M-6
- モラキセラ

何といっても肺炎球菌が最も多いです。以下に挙げる特段の理由がない場合は，以上の3つの菌種をターゲットとします。

①非定型肺炎

- マイコプラズマ M-10
- クラミドフィラ

年長児（5歳以上），乾性咳嗽が主体，聴診所見に乏しいが胸部X線で区域性の浸潤影を認める，周囲の流行がある，といった場合に非定型肺炎を考慮します。

②誤嚥性肺炎

- 嫌気性菌

脳性麻痺などの基礎疾患が理由で嚥下機能が十分でない場合や，明らかな誤嚥のエピソードがあった場合，口腔内嫌気性菌による誤嚥性肺炎を考慮します。

5 肺炎

③頻度の低い起炎菌

- 緑膿菌を含むグラム陰性菌 **M-9**
- 黄色ブドウ球菌 **M-1**

院内発症の肺炎では緑膿菌を含むグラム陰性菌の関与を考えます。黄色ブドウ球菌による肺炎は，先天的な解剖学的異常を背景として発症した場合や，膿胸を合併している場合に考慮します。

3 治療

小児の市中肺炎のほとんどは「ABPC（アンピシリン）なしでも治る肺炎」か「ABPCで治る肺炎」かのいずれかです。

まずはウイルス性の可能性が高いのか細菌性の可能性が高いのかを考えましょう。ウイルス性ならもちろん抗菌薬は必要ありません。細菌性の可能性が高いと判断されれば，次にABPCで治療開始が可能かを考えましょう。**頻度の高い起炎菌の肺炎球菌 M-3，インフルエンザ菌 M-6，モラキセラはABPCで治療可能です**（モラキセラの多くはβ-ラクタマーゼを産生しますが，その活性は高くないため，高用量ABPCで治療可能なことがほとんどです）。肺は血流の豊富な臓器なので，組織中の薬物濃度は十分高くなり，薬剤耐性が問題になることは多くありません。

ABPC以外の抗菌薬が必要になるには，何かしらの理由があります。特に広域抗菌薬で治療を開始する場合には注意が必要です。小児の肺炎では適切な培養検体の採取が困難であることが多く，起炎菌が特定できないことも少なくありません。そのため**広域抗菌薬で治療を開始すると，de-escalationできない状況に陥る可能性があります。**

1）ウイルス性である可能性が高いと考えられれば

適宜，酸素投与と補液を行います。

もちろん抗菌薬は不要です。「細菌性肺炎合併の予防目的」での

抗菌薬も必要ありません。後述のフォローすべきパラメーターを綿密に観察しましょう。数日の経過で改善がみられれば粘り勝ちです。

あくまでも筆者の個人的な印象ではありますが、基礎疾患のない小児の市中肺炎（要するに"普通の"肺炎）で入院を要するもののうち、抗菌薬が本当に必要なものは半分にも満たないと思っています。「入院症例は重症度が高いのだから、全例抗菌薬を投与する」のではなく、**入院管理にすることで綿密に状態をフォローできるからこそ抗菌薬の閾値を高く持つべきです。**

2) empirical therapy（表4）

ほとんどの肺炎はABPCで治療可能ですが、高用量であることが大切です。

表4 肺炎のempirical therapy

基本	
ABPC A-1	50mg／kg／dose　6時間ごと
非定型肺炎が考えられる場合	
CAM A-9 AZM A-9 　のいずれか	15mg／kg／day　分2 10mg／kg／day　分1
誤嚥性肺炎が考えられ嫌気性菌のカバーが必要な場合	
ABPC／SBT A-1	75mg／kg／dose　6時間ごと
院内発症で緑膿菌を含めたグラム陰性菌のカバーが必要な場合	
PIPC／TAZ A-2 MEPM A-6 　のいずれか	75mg／kg／dose　6時間ごと 20mg／kg／dose　8時間ごと

3) ABPC vs ABPC／SBT vs CTX

小児市中肺炎に対するempirical therapyとして、ABPC／SBT（アンピシリン／スルバクタム）やCTX（セフォタキシム）が使われている場合もあります。3つの薬剤を比較します（表5）。

表5 ABPC，ABPC/SBT，CTXの比較

	ABPC	ABPC/SBT	CTX
肺炎球菌	◯	◯	◯
PRSP	—	—	△
インフルエンザ菌	◯	◯	◯
BLNAR	△	△	◯
BLPAR	—	◯	◯
嫌気性菌	—	◯	—

BLNAR：β−lactamase nonproducing ampicillin resistant
BLPAR：β−lactamase producing ampicillin resistant

ABPCとCTXとでは小児市中肺炎の治療成績に有意差はないとされています。empirical therapyから，CTXで頻度の低いペニシリン耐性肺炎球菌（PRSP）とBLPAR型インフルエンザ菌をカバーする必要があるのは，生命が脅かされる場合のみです。

ABPC/SBTは嫌気性菌の関与（誤嚥性肺炎）が考慮される場合でなければ，積極的に選択する理由はありません。IDSA（Infectious Diseases Society of America）の小児市中肺炎ガイドラインにおいても，ABPC/SBTの記載はありません。

繰り返しになりますが，**小児市中肺炎のempirical therapyの第一選択は原則としてABPCです**。ABPC以外を使うのであれば，その理由を説明できるようにしましょう。

4）フォローすべきパラメーター

呼吸数，努力呼吸，酸素需要といった，バイタルサインや身体所見が治療効果判定に重要です。全身状態や経口摂取の改善も治療効果判定に役立ちます。

白血球数やCRPは治療効果判定には用いることができません。体温も非特異的なパラメーターであり，あくまでも参考所見です。胸部X線の異常所見は肺炎が治癒しても残存することがあり，**「良くなったことを確認するための胸部X線のフォロー」は不要です**。

あくまでも呼吸器症状でフォローして下さい。自分の安心を得るために，こどもをいたずらに被曝させてはいけません！

5）治療期間

起炎菌によって治療期間は変わりますが，前述の通り起炎菌が判明しないことも少なくなく，定型肺炎であれば5〜7日間とすることが実際的です。

- 肺炎球菌：解熱して3日間 **M-3**
- インフルエンザ菌：7〜10日間 **M-6**
- 黄色ブドウ球菌：2〜4週間 **M-1**
- マイコプラズマ（**表6**）：使う抗菌薬で治療期間が異なる **M-10**

表6 マイコプラズマの場合の投与量

| CAM **A-9** | 15mg／kg／day | 1〜2週間 |
| AZM **A-9** | 10mg／kg／day | 3日間 |

further readings

1) Jain S, et al：Community-acquired pneumonia requiring hospitalization among U.S. children. N Engl J Med. 2015；372(9)：835-45.

2) Bradley JS, et al：The management of community-acquired pneumonia in infants and children older than 3 months of age：clinical practice guidelines by the Pediatric Infectious Diseases Society and the Infectious Diseases Society of America. Clin Infect Dis. 2011；53(7)：e25-76.

3) Williams DJ, et al：Narrow vs broad-spectrum antimicrobial therapy for children hospitalized with pneumonia. Pediatrics. 2013；132(5)：e1141-8.

急性胃腸炎

Key Points
- ▶本当に診断は急性胃腸炎なのかをしっかり吟味！
- ▶原則として抗菌薬は不要！
- ▶経口補水療法の指導をできるようになる！

急性胃腸炎の診療で最も難しいのは「本当に診断は急性胃腸炎でいいのか？」の判断です。"発症初期には急性胃腸炎のような症状を呈する重篤な疾患"を見逃してはなりません。病歴と身体診察から、急性胃腸炎らしさをいかに高めることができるかが大切です。また、急性胃腸炎と診断した後も、他の疾患の可能性は常に頭の片隅に置いておかなければなりません。

そして急性胃腸炎の治療で最も大切なのは支持療法（自宅においては保護者によるホームケア）であって、抗菌薬療法ではありません。抗菌薬が必要な場面は限られています。それよりもホームケアをしっかり指導できるようになっておかねばなりません。

1 診断のポイント

急性胃腸炎の診断で最も大切なことは、急性胃腸炎以外の疾患の可能性がないかを十分に考察することです。あくまでも**急性胃腸炎は除外診断**だと心得ましょう。

次に脱水の程度を評価します。急性胃腸炎の治療の基本は脱水の是正であり、脱水の程度の評価は重要です。必ず病前体重をチェックしましょう。

最後に、原因微生物が細菌らしいのかウイルスらしいのかを評価しましょう。

1) 本当に急性胃腸炎か

時に致命的となる疾患が，発症初期には急性胃腸炎のような症状を呈することがあります。以下のような場合には急性胃腸炎以外の疾患の可能性を考慮します。

- 呼吸障害
- 意識障害
- 胆汁性嘔吐
- 下痢を認めない
- 局所的な腹痛，重度の腹痛，腹膜刺激徴候
- 39℃以上の発熱（生後3か月未満の乳児では38℃以上）

2) 脱水の程度の評価

脱水の程度を評価します。可能であれば病前体重と来院時の体重を比較し，体重減少率を計算しましょう。実際には病前体重がはっきりしないことも少なくないので，バイタルサインと身体所見が重要となります（**表1**）。

表1 脱水の程度の評価（clinical dehydration scale）

	0点	1点	2点
全身状態	正常	口渇感 落ち着きがない 無気力	寒気 ぐったり 傾眠傾向
眼窩陥没	なし	軽度	重度
口腔内粘膜	なし	ネバネバ	乾燥
涙	あり	少ない	なし

0点＜3％脱水
1～4点：3～6％脱水（軽度の脱水）
5～8点：＞6％脱水（中等度以上の脱水）

3) 細菌性腸炎とウイルス性腸炎

以下の場合には細菌性腸炎の可能性を考えた対応をします。

- 敗血症が疑われる
- 血便を認める
- 生後6か月未満，ないし免疫不全の児

なお，海外渡航歴がある場合には，通常と異なる病原微生物が原因となることがあるため注意が必要です。

4) 適切な培養検体

①便

適応をしっかり理解しましょう。基本は，上述の細菌性腸炎を疑う場合が適応となります（**表2**）。

入院後72時間以上経過して新たに発症した下痢症（院内下痢症）では，市中で一般にみられる消化管感染症の起炎菌が検出されることはごく稀であり，原則として便培養は不要です。詳細は割愛しますが，院内下痢症においては*Clostridium difficile* infection（CDI）かどうかの評価だけを行います。

便検体は基本的に多数の菌が存在しており，鏡検は対象を限定して行います。特にカンピロバクター **M-8** はグラム染色で観察できれば一発診断となります。

細菌性腸炎の起炎菌の多くは培養検査で特殊培地を必要とします。そのため検査オーダーの際には必ず目的菌を明記するようにしましょう。目的菌が絞りきれていないときには細菌検査室に相談してみるのも手です。

表2 便培養の適応

適応あり	●血便があるとき ●敗血症が疑われるとき ●6か月未満，または免疫不全の児
適応なし	●上記の適応がない ●免疫機能に問題がない児における水様便 ●入院後72時間以上経過してから新たに発症した下痢症

②血液

血液培養もルーチンには不要です。後述の抗菌薬の適応があり，抗菌薬を投与する場合には，投与前に血液培養を提出しましょう。

2　想定される起炎菌

急性胃腸炎の病原微生物のほとんどはウイルスです。これには
ロタウイルス，ノロウイルス，アデノウイルス，アストロウイ
ルスなどが含まれます。細菌によるものの頻度は低く，起炎菌
が特定されたとしてもほとんどの場合はマネジメントに影響し
ませんが，以下に重要な起炎菌を挙げます。

1) サルモネラ M-7

- 潜伏期間：1〜3日間
- 有症状期間：4〜7日間

幼若乳児や免疫不全の児で菌血症や髄膜炎を合併することがあ
ります。

2) カンピロバクター M-8

- 潜伏期間：2〜5日間
- 有症状期間：2〜10日間

加熱不十分な鶏肉からの感染が多いです。

数週間後にGuillain-Barré症候群を発症することがあります。

3) 腸管出血性大腸菌 M-5

- 潜伏期間：1〜8日間
- 有症状期間：5〜10日間

血性で重度の下痢を生じ，発熱はみられないことが多いです。

溶血性尿毒素症候群を合併することがあります（抗菌薬投与が増
悪させるとする報告もあり）。

3　治療

急性胃腸炎のほとんどは病原微生物の如何にかかわらず，数日
の経過で自然軽快し，特別な治療を必要としません。「支持療法
（補液，食事）」と「抗菌薬の適応」が学ぶべきポイントです。

1) 補液療法

軽度から中等度の脱水では経口補水療法（oral rehydration therapy：ORT）が優先されます。ORTはコスト削減だけでなく，患児の肉体的負担を少なくすることができ，その上で経静脈輸液と同等の有効性が報告されています[3]。重度の脱水症には経静脈輸液が必要となりますが，脱水＝経静脈輸液という1対1対応からは脱却する必要があります。

ORTの主な要点を以下に挙げます。

①脱水の補正

経口補水液を用います。水や茶は不適切です。スポーツドリンクも適切とは言えず，電解質濃度が不十分で，糖分が過剰な傾向にあります。

体液の喪失量を概算し，4時間で補正します。迅速な補正が重要になりますが，初回は小さじ1杯（およそ5mL）程度から開始し，嘔吐がなければ徐々に1回量を増やします。1回の摂取量を増やしすぎるのではなく，少量を頻回に摂取させるのがポイントです。脱水が補正された後，嘔吐や下痢が持続している間は，嘔吐または下痢1回につき10mL/kgの経口補水液を補給します。

②授乳中の乳児

そのままの栄養方法を継続します。特に母乳はプロバイオティクスの観点からも優れています。人工乳の場合も，薄めたり，特殊ミルクを使ったりする必要はありません。食事の制限は不適切です（後述）。

果物ジュースなどの糖分を多く含む飲料は下痢を遷延させるため，下痢が軽快するまでは摂取を控えます。

③保護者への説明

不可欠です。「点滴をしてもらえなかった」と不満に思っている可能性もあります。ORTのメリットと限界を十分に説明し，特に再診の目安を明確に伝える必要があります。

④ 経静脈輸液の適応

- ショック，またはショックが疑われるとき
- ORTを実施しても状態悪化を認めるとき
- ORTを実施しても嘔吐が持続するとき

2) 食事の再開

胃腸炎症状があるからといって，やみくもに食事を制限してはなりません。腸管粘膜の再生には栄養が必要です。以下が確認できれば，年齢相当の制限のない食事を再開します[2]。

- 嘔吐が消退傾向
- 脱水の補正

前述のように，果物ジュースやその他の糖分を多く含むジュースは下痢を遷延させるため，下痢症状が改善するまでは摂取を控えます。

3) 抗菌薬の適応

原因微生物がウイルスらしくとも，細菌らしくとも，ルーチンには不要です。

以下の場合に抗菌薬投与を検討します。当然，抗菌薬投与前には必ず血液培養を提出しましょう。

- 敗血症が疑われるとき
- 腸管外への感染の波及があるとき
- 6か月未満の乳児ないし免疫不全の児で，起炎菌がサルモネラ
- 偽膜性腸炎

4) empirical therapy

原則として，empirical therapyとしての抗菌薬投与は不要です。サルモネラ **M-7** による腸管外感染症が疑われる場合にのみ，empirical therapyの適応です（**表3**）。

表3 サルモネラによる腸管外感染症が疑われる場合のempirical therapy

髄膜炎が否定的な場合，以下のいずれか		
CTX **A-5**	50mg/kg/dose	6時間ごと
CTRX **A-5**	60mg/kg/dose	24時間ごと
髄膜炎の可能性が否定できない場合，以下のいずれか		
CTX **A-5**	75mg/kg/dose	6時間ごと
CTRX **A-5**	60mg/kg/dose	12時間ごと

5) フォローすべきパラメーター

下痢・嘔吐が持続し，脱水が進行しないか，注意しましょう。また症状が遷延する場合には，感染性以外の原因の可能性を考えなければなりません。そのためには，各症状のおおよその自然経過を理解しておく必要があります。

- 嘔吐：一般に1～2日持続し，ほとんどは3日以内に軽快
- 下痢：一般に5～7日持続し，ほとんどは2週間以内に軽快

嘔吐，下痢は一定期間持続するのが自然な経過であり，これだけでは病勢を判断することは困難です。病勢がピークアウトしたかを判断するには，以下が有用となります。

- 経口摂取の改善
- 体重減少の停止

further readings ➡ 1) Friedman JN, et al：Development of a clinical dehydration scale for use in children between 1 and 36 months of age. J Pediatr. 2004；145(2)：201-7.

2) Atherly-John YC, et al：A randomized trial of oral vs intravenous rehydration in a pediatric emergency department. Arch Pediatr Adolesc Med. 2002；156(12)：1240-3.

3) King CK, et al：Managing acute gastroenteritis among children：oral rehydration, maintenance, and nutritional therapy. MMWR Recomm Rep. 2003；52(RR-16)：1-16.

7 尿路感染症

Key Points
▶発熱のある乳児では常に尿路感染症の可能性を考える！
▶検体採取の方法に注意！
▶適切に抗菌薬をde-escalation & oral switch！

尿路感染症のマネジメントは肺炎と同様に小児科医にとっての基本のひとつです。特に尿路感染症は，適切な培養検体の採取，グラム染色所見とアンチバイオグラムに基づいた**empirical therapy**の開始，培養結果に基づいたde-escalationとoral switch（**definitive therapy**）といった感染症診療の基本が凝縮されています。是非，総論1「感染症診療 10の原則」を復習して下さい。

1 診断のポイント

尿路感染症（urinary tract infection：UTI）の診断は難しいです。各検査の特性（感度，特異度）を十分に理解する必要があります。また検体採取の方法も重要で，不適切な方法では解釈をより難しくしてしまいます。

1）どんなときに尿路感染症を疑うか？

年長児になると背部痛や側腹部痛を訴えることもありますが，乳幼児ではUTIの症状は非特異的なものが多くなります。嘔吐，哺乳不良といった症状が多く，中には発熱以外の症状を認めないこともあります。生後3か月未満の乳児では，黄疸も大切な所見です。

他に明らかな熱源を認めない乳幼児の発熱では常にUTIの可能

性を考えます。特に全身状態が悪く，抗菌薬の投与を予定しているのであれば，抗菌薬投与の前に必ず尿定性と尿培養を提出します。

2) 尿検査

① 亜硝酸塩

- 感度：60%
- 特異度：95%

亜硝酸塩はグラム陰性菌が尿中の硝酸塩を代謝することで生じます。特異度が非常に高く，亜硝酸塩が陽性であればグラム陰性菌によるUTIの可能性が非常に高くなります。

偽陰性の可能性について，下記の2点を理解しておく必要があります。

- グラム陽性菌や一部のグラム陰性菌（緑膿菌など）ではこの反応がみられないため，偽陰性となります。
- 亜硝酸塩が生じるには，膀胱内に一定時間，尿が貯留している必要があり，新生児のように尿回数が多い場合には偽陰性となることがあります。

② 白血球エステラーゼ

- 感度：90%
- 特異度：70%（カテーテル尿）

細菌により白血球が活性化されることで産生されます。感度は高いですが，特異度が低く，偽陽性が問題になります。川崎病，溶連菌感染症，激しい運動などでも陽性となります。

外陰部周囲の皮膚に定着している菌の影響を受けるため，バッグ尿では特異度はぐっと下がって50%程度です。つまり偽陽性の確率が高いため，**バッグ尿はUTIの診断には使えません**。コンタミネーションの多さから，バッグ尿を培養検体としてはならないことはよく知られていますが，尿定性においてもバッグ尿の信頼性が高くないことはよく知っておく必要があります。

「バッグ尿がキレイならカテーテル尿もキレイ」，これは真なりですので，他に明らかな熱源があるときにUTIの混合感染を否定するために使うのはアリです。すなわち，バッグ尿で尿定性が陰性であればUTIは否定的です。しかし，バッグ尿で尿定性が陽性であれば必ずカテーテル尿で再検しましょう。

3) 培養検体

① カテーテル尿

尿検体はカテーテル尿が基本です。恥骨上膀胱穿刺が最も信頼の高い検体とされますが，侵襲が大きく，実用的ではありません。カテーテル尿は恥骨上膀胱穿刺と同等に信頼の高い検体ですが，医原性のUTIを生じさせないためにも，確実な無菌操作が必要になります。

② クリーンキャッチ尿

トイレトレーニングの済んでいる児ならクリーンキャッチ尿でもかまいません。しかし，これくらいの年齢の小児ではUTIの事前確率が低くなることは認識しておかなくてはなりません。

③ 血液

UTIでは，約5～10％で菌血症を合併することがあります。菌血症の合併の有無は治療期間にも影響するので，抗菌薬投与前には必ず尿だけでなく血液も採取しましょう。

④ 不適切な検体：バッグ尿

バッグ尿で得られた検体から検出された菌を起炎菌かコンタミネーションか判別することは困難です。

尿定性でも細菌培養でも，その信頼性は乏しく，バッグ尿をUTIの診断に用いることはできません。上述の通り，バッグ尿が有用なのは「UTIの否定」のときのみです。

⑤ UTIと診断できる菌量

- カテーテル尿：10^4CFU/mL
- クリーンキャッチ尿：10^4CFU/mL（男子），10^5CFU/mL（女子）

2　想定される起炎菌

1) 頻度の高い起炎菌

- 大腸菌 **M-5**
- クレブシエラ
- プロテウス

何といっても大腸菌です。大腸菌でなかったとしても腸内細菌です。小児では腸球菌の頻度は低いとされています。

2) その他

尿道カテーテル関連UTIの場合は，緑膿菌の可能性を考慮します。ブドウ球菌はUTIの原因とはなりません。尿培養から検出された場合は基本的にコンタミネーションと考えます。ブドウ球菌による菌血症を発症している場合は，血行性に尿から検出されることはあります。

3　治療

UTIに対する抗菌薬の選択には幅があります。empirical therapyに何を使うのがよいか，答えはありません。地域ごとのantibiogramをもとに抗菌薬を選択します。
大腸菌をはじめとした腸内細菌科をターゲットとして，セファロスポリン系が選択されることが多いです。

1) empirical therapy（表1）

表1　尿路感染症のempirical therapy

CEZ **A-3**	33mg/kg/dose	8時間ごと
CMZ **A-4**	33mg/kg/dose	8時間ごと
CTX **A-5**	50mg/kg/dose	8時間ごと
CTRX **A-5**	60mg/kg/dose	24時間ごと
のいずれか		

〈尿道カテーテル関連感染症の場合（表2）〉

緑膿菌 **M-9** のカバーを考慮しなければなりません。児が緑膿菌を保菌している場合や，地域での緑膿菌の検出頻度を勘案して，緑膿菌のカバーが必要と判断されれば，以下のいずれかを選択します。

表2 尿道カテーテル関連感染症の投与量

PIPC **A-2**	100mg／kg／dose　6時間ごと
GM **A-8**	5mg／kg／dose　24時間ごと
MEPM **A-6**	10～20mg／kg／dose　8時間ごと

2) 経静脈的投与or経口投与？　入院or外来？

経静脈的投与と経口投与では治療成績に有意な差は認められません。経口投与であれば，外来治療が可能になります。しかし多くの施設で，「尿路感染＝入院の上で経静脈的抗菌薬投与」となっているのではないでしょうか。UTIを入院とするか外来フォローとするかは，患者因子よりも施設の方針に依存しているという報告もあります。

経静脈的投与の適応は，以下のいずれかを満たす場合です。

• 生後3か月未満

• 全身状態不良

• 抗菌薬を内服することが困難

• 十分なフォローアップが困難（医療アクセスが悪い，保護者の理解が不十分など）

いずれも満たさず，経口抗菌薬で治療を開始した場合でも，血液培養が陽性となった場合には入院として経静脈的投与に切り替えます。

経静脈的に治療を開始したとしても，以下のすべてを満たせば，経口投与に変更して，さらに10日間治療します。

• 2～4日間の経静脈的投与で解熱が得られている

• 抗菌薬を内服することができる

経口抗菌薬は検出された菌の薬剤感受性結果をみて選択します。もちろん，外来で治療するには綿密なフォローが可能であることが前提です。UTIの診断がつき，外来で治療する方針としたら，48時間以内の再診を指示し，治療効果判定を行いましょう。経口抗菌薬の一例を挙げます（**表3**）。

表3 尿路感染症の経口抗菌薬の投与量

AMPC A-1	40〜90mg/kg/day　分3
AMPC/CVA A-1	AMPCとして60〜90mg/kg/day　分2
CEX A-3	50mg/kg/day　分4
ST A-10	TMPとして8〜12mg/kg/day　分2

3）治療期間

・7〜14日間

4　画像検査によるフォローアップ

小児のUTIでは尿路の先天的な解剖学的異常が原因となっていることがあります。放置された場合，腎瘢痕や将来の腎機能障害のリスクとなります。解剖学的異常と腎機能障害のスクリーニングのため，画像検査が必要となります。

どんなときにどの検査をするのか，種々のガイドラインで少しずつ異なる推奨がされていますが，実際的な方法を以下に示します。

1）腎膀胱エコー

全例に実施します。

目的は，①尿路感染の原因となりうる尿路の解剖学的異常のスクリーニング，②治療抵抗性を示す要因のスクリーニングです。治療反応性が良好であれば，治療を完遂後に，尿路の解剖学的異常がないかスクリーニングします。大腸菌によるUTIではエンドトキシンにより一過性に腎盂，尿管が拡張することがあり，

水腎症と誤診されることがあるため，所見の解釈には注意が必要です。

全身状態が悪い場合や治療反応性に乏しい場合には，治療開始後2日以内に実施し，腎膿瘍や尿路の閉塞起点といった治療抵抗性を示す要因がないかをチェックします。

2) 排尿時膀胱尿道造影

以下の場合，膀胱尿管逆流をはじめとした尿路の解剖学的異常がないかを排尿時膀胱尿道造影（voiding cystourethrography：VCUG）でチェックします。

• 腎膀胱エコーで異常所見を認める
• 非大腸菌性
• 腎機能障害を認める
• 膀胱尿管逆流の家族歴
• 2回目のエピソードの場合

VCUGを実施する場合は逆行性感染の可能性があるため，実施前日から3日間，抗菌薬の予防投与を行います。

---

further readings ➡ 1) AAP：Urinary tract infection：clinical practice guideline for the diagnosis and management of the initial UTI in febrile infants and children 2 to 24 months. Pediatrics. 2011；128(3)：595-610.

2) Schnadower D, et al：Outpatient management of young febrile infants with urinary tract infections. Pediatr Emer Care. 2014；30(9)：591-7.

8 皮膚軟部組織感染症，関節炎，骨髄炎

Key Points
- 皮膚軟部組織感染症は深さをイメージする！
- 関節炎，骨髄炎は慌てて抗菌薬を投与しない！ 抗菌薬投与前に適切な培養検体を採取する！

＊：なお，本章では皮膚軟部組織感染症は蜂窩織炎，関節炎は細菌が原因の化膿性関節炎について主に説明します。

皮膚軟部組織感染症，特に蜂窩織炎は小児科の外来でも遭遇することの多い感染症疾患のひとつです。一方，関節炎，骨髄炎は皮膚軟部組織感染症と比較して遭遇することが少ない感染症疾患ですが，発見や治療の遅れは機能的予後の悪化につながるため，見逃すことができない疾患です。
皮膚軟部組織，関節，骨は解剖学的に連続しており，これらの疾患に対応するときは常にどこまで感染が及んでいるのか意識しながら対応しましょう。

1 診断のポイント

1) どんなときに皮膚軟部組織感染症を疑うか？

皮膚の発赤，腫脹，圧痛，熱感を認めるときに皮膚軟部組織感染症を疑います。皮膚軟部組織感染症では，深さをイメージすることが重要です。皮膚は表皮，真皮，皮下組織と，順に深くなっていき，皮下組織のさらに下層には筋肉や関節や骨が存在します（図1）。感染がどこまで及んでいるかで診断が異なります。たとえば皮下組織に感染が及んだ場合の診断は蜂窩織炎となりますが，感染が関節まで及んだ場合は関節炎，骨まで及んだ場

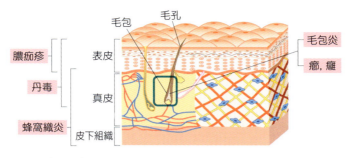

図1 皮膚の断面図と皮膚軟部組織感染症の種類

合は骨髄炎となります。しかし，どこまで感染が及んでいるかは外見ではわかりません。

皮膚軟部組織感染症の中で最も重症度の高い壊死性筋膜炎も，蜂窩織炎と見た目だけでは区別がつかないと言われています。

皮膚軟部組織感染症は感染部位により様々な種類が存在します。表皮で感染が生じれば膿痂疹，表皮から真皮にかけて感染が生じれば丹毒，皮下組織にまで感染が波及すれば蜂窩織炎となります。また感染の主座が毛包となった場合は，毛包炎，癤（せつ），癰（よう）となります。

2) どんなときに関節炎，骨髄炎を疑うか？

関節の痛み，関節の発赤や腫脹，跛行，四肢を動かさないなどの症状を認めたときに関節炎を疑います。一般的に細菌性の関節炎の大部分は単関節であり，下肢に多いです（図2）。

骨の痛み，四肢を動かさない，局所の発赤，腫脹，熱感などの症状を認めたときには骨髄炎を疑います。皮膚軟部組織の腫脹が軽度にもかかわらず，疼痛が激しい場合は骨髄炎の可能性が高いです。図2の通り，骨髄炎は長管骨で起こることが多いです。関節炎，骨髄炎ともに発熱，食欲不振，倦怠感，嘔吐などの非特異的な症状が主訴となることもあるため，注意が必要です。

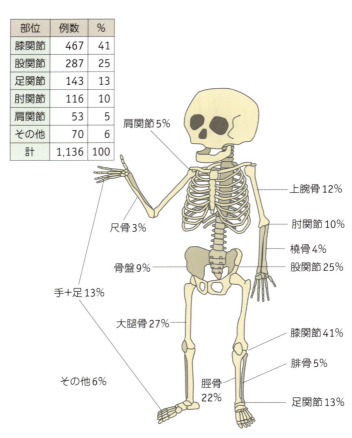

図2 関節炎，骨髄炎の起こりやすい部位

① **感染性関節炎の原因**

小児の感染性の関節炎の原因としては，細菌，ウイルス，真菌などがあります。一般的に細菌性が原因の関節炎の大部分は単関節であり，下肢に多くみられます。例外的に，新生児では多関節で感染を認め，起炎菌としては髄膜炎菌，淋菌が多いです。

②骨髄炎の発症機序，病因

骨髄炎の発症機序は以下の3つになります。

- 血行性
- 直接浸潤（外傷や手術など）
- 近接する軟部組織からの浸潤

小児の骨髄炎の大部分は血行性であり，本項では主に血行性骨髄炎について説明します。小児は成長する骨への血流が多く，血行性骨髄炎では，栄養血管を通って骨幹端部に細菌が付着，増殖して炎症反応を引き起こします。また，小児の骨髄炎の病因は年齢ごとに異なります。新生児期〜生後3か月までは，皮質が薄く骨膜が緩くなっているため，骨髄の感染が周囲の軟部組織に容易に波及します。また栄養血管が成長板を越えているため，骨髄の感染が関節腔に波及し，関節炎を合併します。その後は，徐々に皮質が厚くなり，骨膜も密になるため骨膜の感染が周囲に波及することは少なくなり，骨膜下に膿瘍を形成することが多くなります。骨端が骨化することで栄養血管も萎縮するため，関節炎の合併も少なくなります。

3) 検 査

①皮膚軟部組織感染症（特に蜂窩織炎）

多くの場合，検査の必要はありません。低月齢や全身状態が悪い場合は，血液培養の採取を検討します。また穿刺培養や組織培養も培養の陽性率が低く，多くの場合必要ありません。重症例や非典型例，初期治療に反応しない免疫不全患者などでは，穿刺培養や組織培養の採取を検討しましょう。

②関節炎，骨髄炎

- 血液検査

関節炎，骨髄炎においてCRPや赤沈は非常に有用なマーカーです。発症時には上昇していることが多いため診断に役立ちます。その一方で，CRPと赤沈がともに正常値の場合は，関節炎，骨

髄炎の可能性は低くなります。また，治療効果を判定するマーカーとしても有用です。

• 培養検体

抗菌薬投与前に適切な培養検体を採取します。培養検体としては血液培養を最低2セット（可能であれば3セット）採取します。血液培養に加えて関節炎であれば関節液，骨髄炎であれば関節液，骨を培養検体として提出できるかどうか検討します。関節炎では関節液の検査所見（**表1**）も診断に有用です。

表1 関節液所見

診断名	白血球数／mm³ 典型例	白血球数／mm³ 範囲	多核白血球数（%）
正常	<150	—	<25
細菌性	>50,000	2,000〜300,000	>90
ウイルス性	15,000	3,000〜50,000	<50

（文献1より一部改変引用）

③なぜ適切な培養検体の提出が重要？

関節炎，骨髄炎で培養検体の提出が重要な理由は主に2つです。1つ目の理由は，起炎菌の同定です。適切な培養検体を提出した場合，関節炎では60〜70%，骨髄炎では50〜80%の割合で起炎菌が同定できると言われています。起炎菌が同定されることで，適切な時期に内服抗菌薬へのoral switchが可能となります。関節炎，骨髄炎の治療期間は数週間〜数か月にまで及ぶため，内服抗菌薬へのoral switchが推奨されます。

2つ目の理由は，菌血症が合併しているかどうかの確認です。菌血症を合併している場合，治療期間が異なるため注意が必要です。

4）画像検査

①皮膚軟部組織感染症

原則，画像検査の必要はありません。

②関節炎，骨髄炎

• 単純X線

骨折や腫瘍など他の原因との鑑別に有用です。ただし，骨髄炎では発症から約2週間経過するまでは単純X線に異常所見を認めないため注意が必要です。

• 超音波検査

化膿性関節炎において非常に有用です。関節液の貯留を認めた場合，関節液を採取することもできます。超音波検査で関節液の貯留を認めない場合，化膿性関節炎の可能性は低くなりますが発症早期（24時間以内）の場合は偽陰性となることもあるため注意が必要です。

• MRI検査

関節炎，骨髄炎ともに早期発見に有用な検査です。骨髄炎での感度は9割以上で，蜂窩織炎と骨髄炎の鑑別にも有用です。周囲の軟部組織や関節，骨への波及の評価にも有用です。

• 骨シンチグラム検査（^{99m}Tc：テクネシウム）

骨髄炎の早期発見に有用です。感度は8割以上で，単純X線より早期に病変を検出します。多発病変が疑われるときに特に有用です。

2 想定される起炎菌

皮膚軟部組織感染症，関節炎，骨髄炎で想定される起炎菌は類似しています。特に「**関節炎と骨髄炎では想定される起炎菌がほとんど同じ**」と覚えましょう。

新生児，生後3か月未満の乳児の皮膚軟部組織感染症，関節炎，骨髄炎では起炎菌として常にGBS（*S. agalactiae*）**M-2** を想定しましょう。

1) 皮膚軟部組織感染症

- 黄色ブドウ球菌 M-1
- GAS（*S. pyogenes*） M-2

GAS，黄色ブドウ球菌が皮膚軟部組織感染症の原因菌として最多です。顔面の蜂窩織炎では，インフルエンザ菌や肺炎球菌を起炎菌として想定しましょう。

2) 関節炎

- 黄色ブドウ球菌 M-1
- GAS（*S. pyogenes*） M-2
- 肺炎球菌 M-3
- *Kingella kingae*
- GBS（*S. agalactiae*） M-2：新生児，生後3か月未満の乳児
- インフルエンザ菌 M-6

新生児，生後3か月未満の乳児ではGBSに加えて腸内細菌が起炎菌となることもあります。性行為を行う可能性のある年齢では淋菌も起炎菌として想定しましょう。インフルエンザ菌はヒブワクチン導入後，激減しています。

3) 骨髄炎

- 黄色ブドウ球菌 M-1
- GAS（*S. pyogenes*） M-2
- 肺炎球菌 M-3
- *Kingella kingae*
- インフルエンザ菌 M-6
- GBS（*S. agalactiae*） M-2：新生児，生後3か月未満の乳児

3 治療（表2〜4）

1）empirical therapy

①皮膚軟部組織感染症

表2 皮膚軟部組織感染症の empirical therapy

内服	
CEX	50mg/kg/day　分4　**A-3**
静注	
CEZ	33mg/kg/dose　8時間ごと　**A-3**
+VCM	15mg/kg/dose　6時間ごと　**A-7**

内服薬はCEX（セファレキシン），静注薬はCEZ（セファゾリン）で治療を開始します。MRSAの関与が疑われる場合はVCM（バンコマイシン）の投与も検討します。内服薬はCEXが好ましいですが，施設によってはCEXが採用されていない場合もあります。そのような場合は，アンチバイオグラムを確認の上，CCL（セファクロル）を選択することも可能です。また皮膚軟部組織感染症の起炎菌としてMRSAが考えられる場合にはST合剤 **A-10** の内服も検討しましょう。

②関節炎

表3 関節炎の empirical therapy

静注	
CEZ	33mg/kg/dose　8時間ごと　**A-3**
+VCM	15mg/kg/dose　6時間ごと　**A-7**

起炎菌として多い黄色ブドウ球菌，GASを想定してCEZで治療を開始します。MRSAの関与が疑われる場合はVCMの投与も検討します。抗菌薬への治療反応が悪く*Kingella kingae*や肺炎球菌などの起炎菌が想定される症例や，新生児や性行為を行う可能性のある青年期など，年齢からGBSや淋菌が想定される症例では，追加の抗菌薬の投与を検討しましょう。抗菌薬投与前に適

切な培養検体が採取できており，今後起炎菌が同定される可能性が高い症例では，培養結果判明後に抗菌薬のde-escalationが可能ですので，抗菌薬をためらわずに追加しましょう。

③骨髄炎

表4 骨髄炎のempirical therapy

静注			
CEZ	33mg/kg/dose	8時間ごと	A-3
+VCM	15mg/kg/dose	6時間ごと	A-7

起炎菌として多い黄色ブドウ球菌を想定してCEZで治療を開始します。MRSAの関与が疑われる場合はVCMの投与も検討します。関節炎と同様で治療経過や患者背景から*Kingella kingae*や肺炎球菌などの黄色ブドウ球菌以外の起炎菌が想定される症例では追加の抗菌薬投与を検討します。繰り返しになりますが，**抗菌薬投与前の適切な培養検体採取が重要**です。

2) 外科的治療の適応

原則として，関節炎，骨髄炎の患者をみたら整形外科医師にコンサルテーションを行い，外科的治療の必要があるかどうか確認しましょう。特に股関節の化膿性関節炎は，原則，外科的ドレナージと洗浄が必要であることは覚えておきましょう。

①関節炎

どの部位の関節炎でも除圧目的の穿刺の適応があるかどうか整形外科医師に確認しましょう。

②骨髄炎

局所所見の改善を認めない，抗菌薬治療後も菌血症が遷延する，膿瘍の形成，壊死した骨の存在，洞管の形成を認めた場合は外科的治療の必要性があります。このような場合は整形外科医師に相談しましょう。

3) フォローすべきパラメーター

① 皮膚軟部組織感染症 (特に蜂窩織炎)

局所所見が重要なパラメーターになります。皮膚の発赤, 腫脹, 圧痛, 熱感などの局所所見が改善しているかどうかを確認しましょう。局所所見の改善を認めない場合は, 深さをイメージして, どこまで感染が及んでいるか, 診断は蜂窩織炎でよいか再度考えましょう。

② 関節炎, 骨髄炎

局所所見に加えて, 血液検査でCRP, 赤沈などの炎症マーカーをフォローします。適切な治療により, 関節炎ではCRPは約1週間, 骨髄炎ではCRPは約1週間, 赤沈は約3週間で正常化します。CRPが正常化したタイミングで内服抗菌薬への変更を検討しましょう。

4) 治療期間

関節炎, 骨髄炎では下記の治療期間を参考に局所所見や血液検査所見をふまえ, 総合的に治療期間を設定します。

① 皮膚軟部組織感染症 (特に蜂窩織炎)

- 10日間

② 関節炎

- 黄色ブドウ球菌, 腸内細菌:3〜4週間
- GAS, *Kingella kingae*, 肺炎球菌, インフルエンザ菌:2〜3週間

③ 骨髄炎

- 通常3〜6週間。黄色ブドウ球菌では4〜6週間となります。

5) 内服抗菌薬への変更 (oral switch) はいつ頃から可能？

関節炎, 骨髄炎ともに下記の条件を満たした場合に内服抗菌薬への変更が可能となります。起炎菌の感受性を参考に, 内服抗菌薬を決定しますが, CEXを選択することが多いです。

内服抗菌薬への変更条件

- 解熱している
- 痛みや腫脹などの局所所見が改善している
- CRP が正常化している

6）予 後

①皮膚軟部組織感染症

適切に治療が行われた場合，予後は良好です。

②関節炎

10～25％の患者で機能障害が残ります。リスクファクターとしては月齢6か月以下，骨髄炎の波及，感染部位が股関節または肩関節，発症から治療開始まで4日以上経過，起炎菌が黄色ブドウ球菌や腸内細菌である，などがあります。

③骨髄炎

起炎菌や感染部位により予後は異なりますが，多くの場合適切に治療されれば予後は良好です。治療後の疾患の再発や慢性感染への移行を認めるのは，全体の10％以下と言われています。

further readings ➡ 1）Long SS, et al, ed：Principles and Practice of Pediatric Infectious Diseases. 4th ed. Elsevier, 2012.

9 カテーテル関連血流感染 (CRBSI)

Key Points
- ▶ カテーテル関連血流感染を疑ったときの適切な血液培養採取方法を覚えよう！
- ▶「カテーテル抜去を積極的に考えなくてはいけないケース」を覚えよう！

カテーテル関連血流感染 (CRBSI) は，カテーテル挿入患者の発熱では常に念頭に置かなければならない感染症です。治療の原則は異物であるカテーテルの抜去ですが，特にルート確保の難しい小児では容易にカテーテルを抜去することができないケースがあります。CRBSIでは，「カテーテルを抜去するかどうか」が必ず議論になります。CRBSIを正しく学び，カテーテル抜去が必要な患者を見逃さないようにしましょう。

1 診断のポイント

1) どんなときにカテーテル関連血流感染を疑うか？

カテーテルが挿入されている患者の発熱をみたら，必ずカテーテル関連血流感染 (catheter-related blood stream infection：CRBSI) を疑いましょう。CRBSIの多くは，中心静脈カテーテルが原因となることが多いですが，peripherally inserted central catheter (PICC) といった末梢静脈カテーテルから感染が起こることもあります。

CRBSIを疑ったときには，カテーテルの刺入部に蜂窩織炎などの局所感染がないかどうか確認することが重要ですが，刺入部に炎症所見を認めないこともあるため注意が必要です。

また，CRBSI以外の感染源を示唆する症状があるかどうかも重要です。たとえば，咳嗽などの呼吸器症状を認めていればCRBSIの可能性は低くなりますが，他の感染源を示唆する症状がない場合はCRBSIの可能性は高くなります。カテーテル関連感染のリスク因子（**表1**）も覚えましょう。

表1　カテーテル関連感染のリスク因子

カテーテル	カテーテルの留置場所 カテーテルの扱い方 カテーテルの留置期間 血栓 ルーメンや活栓の有無 抗菌薬のコーティングの有無 皮下トンネルや埋め込み型の有無
注入内容	中心静脈栄養 脂肪製剤 輸血
患者の状態	皮膚の清潔さ 皮膚の細菌叢 免疫能力

（文献1より一部改変）

2) カテーテル関連感染

CRBSIはカテーテル関連感染のひとつです。カテーテル関連感染は以下のように4つに分類されます（**表2**）。一般的に出口部感染／トンネル感染（**図1**）／ポケット感染は，発熱を伴わずに局所の感染所見だけ認めることが多いです。これらの感染からCRBSIに進展することもあるため，注意は必要です。

3) 検 査

① 血液培養検査

CRBSIにおいて最も重要な検査は，血液培養検査です。CRBSIを疑った場合は，必ずカテーテルと末梢静脈の2カ所から血液培養を採取しましょう。原則，検体を採取するときは同じタイミン

表2 カテーテル関連感染の分類

感染	臨床診断
出口部感染	カテーテル出口部から2cm以内に発赤・硬結を認める
トンネル感染	カテーテル出口部から2cm以上離れ，皮下のトンネルに沿って腫脹，発赤，硬結を認める
ポケット感染	皮下ポケットに感染性の液体貯留を認める。しばしばポケット上の皮膚の発赤，腫脹，硬結，壊死，排膿を認めることもある
カテーテル関連血流感染	本項本文参照

（文献1より一部改変）

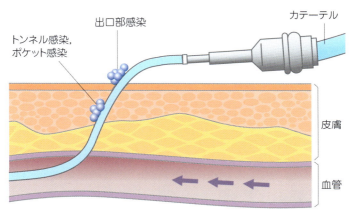

図1 カテーテル関連感染における出口部感染／トンネル感染

グで，同じ量の検体を採取します。もし末梢静脈からの採取が困難な場合は，2つの異なるカテーテル・ルーメンから血液を採取して培養を提出しましょう。CRBSIの診断基準（表3）は重要ですので，しっかり覚えましょう。

〈differential time to positive（DTP）とは？〉

2カ所（カテーテルと末梢静脈）から採取した血液培養が陽性になるまでの時間差のことです。表3で示した通り，CRBSIの

表3　カテーテル関連血流感染（CRBSI）の診断基準

> カテーテルと末梢静脈から同時に採取した血液培養から同様の微生物が
> 検出され，かつ以下のいずれかを満たす。なお，ボトル接種量はできれ
> ば同じが望ましい。
>
> ①カテーテルから採取した培養のほうが末梢静脈から採取した培養より
> 　も，2時間以上早く陽性になる
> ②カテーテルから採取した血液培養のコロニー数が末梢静脈から採取し
> 　た血液培養の3倍以上になる
> ③末梢静脈の血液培養から認めたものと同様の微生物が，カテーテル先
> 　端の半定量培養で15CFU*以上，あるいは定量液体培養で10^2CFU以
> 　上認める

*：コロニー形成単位

　診断基準ではdifferential time to positiveが2時間より早
いときに陽性と考えます。この方法を用いた診断基準は，他の
CRBSIの診断基準と比較して，特別な培養方法を必要としない
点やカテーテルを抜去せずに診断がつく点が優れています。

②画像検査

原則，画像検査の必要はありません。

2　想定される起炎菌

主な起炎菌

- coagulase-negative Staphylococci（CNS）：最多 M-1
- 黄色ブドウ球菌 M-1
- 腸球菌
- 緑膿菌 M-9
- 大腸菌 M-5
- クレブシエラ
- エンテロバクター
- カンジダ

起炎菌としてはCNSが最多です。CNSや黄色ブドウ球菌など
グラム陽性球菌が起炎菌として多いことが特徴です。
起炎菌としてカンジダの割合が増えてきており，抗菌薬の全身
投与がカンジダの危険因子となります。

3　治　療（表4）

治療の原則は，カテーテルの抜去です。しかし，小児では血管
確保が困難なケースも多いため，カテーテルの抜去が難しいケー
スもあります。重要なことは，カテーテルの抜去を積極的に考
えなくてはならないケースを覚えておくことです。CRBSIの代
表的な起炎菌であるCNSは，カテーテル抜去を行わずに治療可
能な起炎菌であることは覚えておきましょう。

1）empirical therapy

表4　CRBSIのempirical therapy

VCM	15mg／kg／dose　6時間ごと **A-7**
（+CFPM）	（50mg／kg／dose　8時間ごと）

治療は，最も頻度の高いCNSなどのグラム陽性菌を想定して，
VCM（バンコマイシン）の投与を行います。緑膿菌などのグラム
陰性桿菌をカバーするかどうかは，患者の背景疾患や重症度によ
り判断します。起炎菌が同定されて感受性が判明し次第，抗菌薬
をde-escalationしましょう。

〈抗菌薬ロック療法〉

CRBSIの治療のひとつとして抗菌薬ロック療法があります。抗
菌薬ロック療法とはカテーテルを抜去せず温存する際に適応と
なる治療で，カテーテル内腔に高濃度（**表5**）の抗菌薬を注入す
る方法です。基本的には抗菌薬の全身投与と併用して用います。
起炎菌がCNSやグラム陰性桿菌と判明したときに検討する治療

表5 CRBSIにおける抗菌薬ロックの濃度

抗菌薬	濃度
VCM A-7	2.5〜5.0mg/mL
CAZ	0.5mg/mL
CEZ A-3	5.0mg/mL
GM A-8	1.0mg/mL
ABPC A-1	10mg/mL

投与間隔は，一般的には48時間を超えないようにする。

方法で，黄色ブドウ球菌やカンジダの場合は効果が低いと言われています。ただし，抗菌薬ロック療法はまだ十分な治療効果が証明されていない治療法ですので，行う際は必ず感染症専門医に相談しましょう。

2）カテーテル抜去を積極的に考えなくてはならないケース

- 患者が重症な状態
- 治療後48〜72時間経過しても発熱や菌血症が持続している
- 起炎菌が黄色ブドウ球菌，カンジダ，マイコバクテリウム
- 心内膜炎，転移性感染，化膿性血栓性静脈炎
- 基礎疾患に弁膜症がある

3）フォローすべきパラメーター

血液培養は治療のパラメーターとして重要です。CRBSIに対する治療開始後も菌血症が持続する（血液培養の陽性が続く）場合は，心内膜炎や転移性感染など，菌血症の原因となる別の感染源がないか検索を考えましょう。

また，抗菌薬による治療期間は血液培養が陰性化した日を治療開始1日目とします。必ず血液培養の陰性化を確認しましょう。

4）治療期間

CRBSIの明確な治療期間は決まっていません。治療期間は，何が起炎菌か，カテーテルは抜去しているか，心内膜炎や化膿性血栓性静脈炎などの合併症はないか，などをふまえ総合的に判

断して決定します。以下に示す起炎菌ごとの治療期間も参考にして下さい。なお，心内膜炎，化膿性血栓性静脈炎などの合併症を認めた場合は起炎菌によらず，治療期間はカテーテル抜去後，最低4～6週間となります。

①CNS

カテーテルを抜去した場合は3～5日間，抜去しない場合は10～14日間

②黄色ブドウ球菌

原則2週間。カテーテルが長期留置型（外科的に埋め込まれたカテーテル，長期の化学療法や透析を要する患者で用いられる）の場合は，治療期間が4～6週間になります。ただし，血液培養陰性化までに3日以上かかるケースや症状が遷延したケースでは4～6週間の治療を考慮しましょう。

③グラム陰性桿菌

10～14日間

④カンジダ

最低14日間

5）予後

CRBSIの予後は起炎菌や患者の状態，どの治療を選択したかによって異なります。一般的に死亡率は10～25％と高く，集中治療患者では50％と予後は悪いです。

further readings

1) Long SS, et al, ed：Principles and Practice of Pediatric Infectious Diseases. 4th ed. Elsevier, 2012, p590-1.

2) Mermel LA, et al：Clinical practice guidelines for the diagnosis and management of intravascular catheter-related infection：2009 Update by the Infectious Diseases Society of America. Clin Infect Dis. 2009；49(1)：1-45.

10 新生児感染症

Key Points
▶発症時期から起炎菌を想定する！
▶わずかな変化にも感染症の可能性を考える！
▶盲目的に広域抗菌薬を投与しない！

　新生児の細菌感染症は発症時期により，early-onset（出生7日以内，ほとんどは72時間以内），late-onset（生後7〜30日），late, late-onset（生後30日以上，厳密には新生児ではなく乳児）の3つに分類することができます。

　ここでは主に，early-onsetとlate-onsetを取り扱います。

　感染症診療における新生児の特殊性として，以下が挙げられます。

• 免疫系が脆弱なため，重症化のリスクが高い

• 感染経路として母子感染の可能性がある

• 臨床症状が明確でないことが少なくない

• NICUでは医療デバイス関連感染症が問題となることがある

1 診断のポイント

1）どんなときに「新生児感染症」を疑うか？（表1）

　新生児の感染症診療で最も重要なことは，感染の認知です。頻度の高いfocusとして，菌血症，髄膜炎，肺炎，腹膜炎，尿路感染症が挙げられますが，いずれも症状が非特異的で，明確でないことが少なくありません。些細な変化に対しても，常に感染症の可能性を考える必要があります。**特に新生児では体温が環境温の影響を受けやすいこともあり，発熱を呈するのはおおよそ半数程度しかありません。**

表1　新生児感染症を疑う主な徴候

- 発熱，または低体温
- 哺乳不良
- 嘔吐，下痢，腹部膨満
- 無呼吸，多呼吸，徐呼吸
- 低血圧
- 頻脈，徐脈
- 乏尿
- 易刺激性，傾眠
- 黄疸
- 保護者（入院中の場合は担当看護師）の「何となく様子がおかしい」

2) 培養検体

①血液

血液培養は必須の検査になります。

検体量として0.5mLで十分とする報告もありますが，1mLが望ましいです。

②尿

early-onsetの場合，尿路感染症の頻度は低く，尿培養が陽性となったとしても，その多くは菌血症の結果として血行性に菌体が播種されたことによるものです。そのため尿培養は必ずしも必須ではありません。

late-onsetでは尿培養は必須です。特にNICUではカテーテル関連尿路感染症が重要となります。

③髄液

early-onsetにおいて，全身状態が保たれている児や感染以外に明らかな原因がある場合，髄膜炎の可能性は十分に低いとされています。しかし，早期新生児において，菌血症の児の23％に髄膜炎を合併するとされており，さらに髄膜炎の児の38％では血液培養が陰性という報告があります。そのため腰椎穿刺が全例に必要かは議論が分かれます。米国小児科学会（American

Academy of Pediatrics：AAP）は，血液培養が陽性になった
とき，敗血症が強く疑われるとき，抗菌薬治療への反応性が乏
しいときには腰椎穿刺を実施するよう推奨しています。

late-onsetのとき，腰椎穿刺の適応についての検討は多くあり
ませんが，多くのガイドラインで全例に腰椎穿刺を実施するこ
とが推奨されています。

2 想定される起炎菌

上述の通り，発症時期により頻度の高い起炎菌は異なります。
**empirical therapyを考える上で発症時期は重要なポイントとな
ります。**

1) early-onset

- 大腸菌 M-5
- B群溶血性レンサ球菌（GBS） M-2

母体からの産道感染が問題となり，GBSと大腸菌が二大起炎菌
です。正期産児ではGBSが，早産児では大腸菌が多い傾向にあ
ります。ほとんどの場合，妊娠中にスクリーニング検査を受け
ているはずなので，母体のGBS保菌の有無を確認しましょう。

2) late-onset

- 大腸菌 M-5
- GBS M-2
- 黄色ブドウ球菌 M-1
- コアグラーゼ陰性ブドウ球菌 M-1
- 緑膿菌 M-9
- その他のグラム陰性菌（セラチア，エンテロバクターなど）

early-onsetの2大起炎菌はlate-onsetの起炎菌としても頻度
が高いです。

late-onsetではこれに加え，NICUセッティングでの医療関連

感染の問題があります。そのため起炎菌として，黄色ブドウ球菌，コアグラーゼ陰性ブドウ球菌，緑膿菌を含むグラム陰性菌の頻度が増えてきます。

多くの児は退院しているため，市中発症の侵襲性感染症起炎菌の2大起炎菌である肺炎球菌とインフルエンザ菌が出現してきます。

3) late, late-onset

- 黄色ブドウ球菌 **M-1**
- コアグラーゼ陰性ブドウ球菌 **M-1**
- 緑膿菌 **M-9**
- その他のグラム陰性菌（セラチア，エンテロバクターなど）
- 肺炎球菌 **M-3**
- インフルエンザ菌 **M-6**

late, late-onset ではGBSと大腸菌の頻度は減ります。NICUセッティングでは同様に医療関連感染のリスクがあります。

市中発症の侵襲感染症の2大起炎菌である，肺炎球菌とインフルエンザ菌の頻度が増えてきますが，ワクチン接種によりそのリスクは軽減することができます。

3 治 療

新生児の感染症，特にNICUセッティングでの感染症は多くが重症です。そのため広域抗菌薬使用の閾値も低下しやすい傾向にあります。しかし，そのような環境だからこそ，抗菌薬の適正使用を心掛けなければ，薬剤耐性菌のアウトブレイクが生じかねません。新生児感染症の起炎菌は発症時期からおおよその予測がつくため，いたずらにスペクトラムを広げるのは得策ではありません。

1) empirical therapy（表2，3）

GBSをABPC（アンピシリン）**A-1** で，大腸菌をGM（ゲンタマイ

10 新生児感染症　　**105**

表2 新生児感染症のempirical therapy（early-onset）

ABPC A-1 +GM A-8	日齢と体重により異なる（詳細は巻末付録参照）

表3 新生児感染症のempirical therapy（late-onset）

医療関連感染（地域の耐性菌の検出頻度による）		
地域の耐性菌の検出頻度による	市中感染（髄膜炎が否定的）	
	ABPC A-1 +CTX A-5	日齢と体重により異なる（詳細は巻末付録参照）
	市中感染（髄膜炎が否定できない）	
	ABPC A-1 +CTX A-5	日齢と体重により異なる（詳細は巻末付録参照）

シン) A-8 でカバーします。大腸菌の治療薬としてCTX（セフォタキシム) A-5 が挙げられますが，CTXを盲目的に使っていた場合に耐性が獲得されかねない点や，長期間の使用でカンジダ感染症が増加する点が問題です。

GMといった古典的な抗菌薬は，近年では使用頻度が減っているがゆえに，かえって耐性を獲得されていることが少なく，empiricalに使用するには有利となります。

late-onsetの場合，医療関連感染なのか市中感染なのかで想定する起炎菌が異なってきます。

医療関連感染の場合，地域の耐性菌の検出頻度を考慮して抗菌薬を選択しなければなりません。

市中感染の場合，CTXを基本薬として，リステリアをカバーするためにABPCを追加します（細菌性髄膜炎 F-1 ，敗血症 F-2 を参照）。

2）フォローすべきパラメーター

focusが明らかな場合は，臓器特異的パラメーターをフォローします。

focusが不明な場合，CRPやプロカルシトニンといったバイオマーカーが頻用されますが，検査特性を十分に理解し，それだけに頼るのではなく，体温を含むバイタルサインや哺乳量も合わせた総合的な判断が求められます。

3) 治療期間

- focusが不明な敗血症：10日間を目安とする
- focusが明らかな場合はそのfocusに準じた治療期間

further readings

1) Polin RA：Management of neonates with suspected or proven early-onset bacterial sepsis. Pediatrics. 2012；129：1006-15.

2) 糸永知代，他：乳児期早期発熱にどう対処するか？ 安曇野クライテリアの提案．小児感染免疫．2012；24(4)：499-505.
[http://www.jspid.jp/journal/full/02404/024040499.pdf]

Microbes

微生物

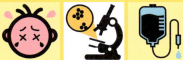

1 ブドウ球菌

Key Points
- ▶ 膿瘍と言えばブドウ球菌！
- ▶ 最も重要な医療関連感染の起炎菌！
- ▶ 治療は，メチシリン感性かメチシリン耐性かでわけて考える！

　ブドウ球菌はコアグラーゼ陽性の黄色ブドウ球菌（*Staphylo-coccus aureus*）と，コアグラーゼ陰性のコアグラーゼ陰性ブドウ球菌（coagulase-negative Staphylococci：CNS）に大別されます。CNSには複数の菌種が含まれますが，臨床で問題となるのは表皮ブドウ球菌（*Staphylococcus epidermidis*）がほとんどで，しばしばCNSと*S. epidermidis*が同義として使われます。

　黄色ブドウ球菌は皮膚や鼻咽腔に定着していることがあり（常在菌ではありません），普段は病原性を示しません。しかし病原性自体は非常に強く，時に免疫異常のない児に対しても侵襲性細菌感染症を引き起こします。**CNSはヒトの常在菌で，健常児には病原性を示しませんが，医療関連感染（healthcare-associated infection），特にカテーテル関連血流感染（catheter related blood stream infection：CRBSI）の起炎菌として重要です。**

1 主な感染部位

1）頻度の高いもの
- 皮膚軟部組織感染症，関節炎，骨髄炎 **F-8**
- （いずれの臓器においても）膿瘍
- CRBSI **F-9**

何と言っても，レンサ球菌 M-2 と並んで皮膚軟部組織感染症 F-8 の2大起炎菌のひとつです。それに関連し，関節炎や骨髄炎 F-8 の起炎菌ともなります。さらには種々の臓器で膿瘍を生じる可能性があり，「膿瘍と言えばブドウ球菌」です。

医療関連感染の場合，CRBSIや菌血症の主たる起炎菌となります。

2) 頻度は高くないが重要なもの

- 菌血症
- 肺炎 F-5
- 髄膜炎 F-1
- 新生児敗血症 F-10

2 診 断

1) グラム染色ではどう見える？（図1）

グラム陽性球菌(gram-positive cocci：GPC)は，GPC cluster (ブドウ状，不規則集塊) と，GPC chain (連鎖状) にわけます。ブドウ球菌はGPC clusterとして見えます。1つ1つの菌体は正円形からマメ状で，直径1μm程度です。

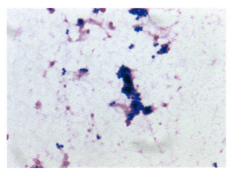

図1 黄色ブドウ球菌

2）培地ではどう見える？

ブドウ球菌は発育良好で，多くは血液寒天培地でβ溶血を示します。ブドウ球菌は分離培地での発育で，以下の通り他の主なGPC（レンサ球菌 M-2 ，腸球菌）と区別されます（**表1**）。CNSは白色の，黄色ブドウ球菌は黄色みを帯びたコロニーを形成します。

表1 ブドウ球菌の培地における発育の違い

分離培地	発　育		
BTB乳糖寒天培地	+	−	+
血液寒天培地	+	+	+
チョコレート寒天培地	+	+	+
マッコンキー寒天培地	−	−	−
カタラーゼ試験	+	−	−
推定菌属	*Staphylococcus*	*Streptococcus*	*Enterococcus*

3）血液培養でブドウ球菌が生えた場合

黄色ブドウ球菌が検出された場合，必ず真の起炎菌として対応します。

CNSの場合，以下の場合はコンタミネーションの可能性を考えます。

- 複数セットのうち1セットのみが陽性
- 複数菌種検出された
- 陽性になるまでの時間が72時間以上

3 　治 療

1）薬剤耐性

①MRS

メチシリン耐性ブドウ球菌(methicillin-resistant Staphylococci：MRS)の耐性はペニシリン結合蛋白(penicillin binding proteins：

PBPs）の変異によります。

メチシリン耐性黄色ブドウ球菌（methicillin-resistant *Staphylococcus aureus*：MRSA）は，市中MRSA（community-associated MRSA：CA-MRSA）と，医療関連MRSA（healthcare-associated MRSA：HA-MRSA）にわけられます。わが国ではまだ多くありませんが，近年，欧米ではCA-MRSAの検出が増えており，重症例が多いことが報告されています。CA-MRSAはHA-MRSAと異なり，GM A-8 やST A-10 といったβ-ラクタム以外の抗菌薬に感受性が残っていることが多いのが特徴です。

表2 CDCによるCA-MRSAの定義

①外来患者から分離，または入院後48時間以内に分離

②過去にMRSA感染や定着がない患者から分離

③過去1年間に入院，高齢者福祉施設，養護施設，高度看護施設への入所がなく，透析，手術などの医療行為も受けていない患者から分離

④留置カテーテルや皮膚を貫通する医療器具の使用がない患者から分離

CA-MRSAはCDCにより**表2**のように定義されています。

②ペニシリナーゼ

メチシリン感性と判断されたものは，さらにペニシリン感受性の有無でわけることができます。ブドウ球菌のペニシリン耐性はペニシリナーゼを産生することによります。これはPCG（ペニシリンG）のMICで判定できますが，それだけでは不十分です。ペニシリナーゼ産生能を持ちながらも，普段は産生しておらず，抗菌薬への曝露でペニシリナーゼが誘導される株が存在します。PCGで治療する場合，zone edge testで本当にペニシリナーゼ非産生株なのかをチェックする必要があります。

2) 抗菌薬の選択

メチシリン感受性かどうかで抗菌薬の選択が大きく変わります。

① first choice

特別の理由がなければCEZ（セファゾリン）**A-3**で治療します（**表 3**）。ペニシリンを使わなければならない特別な理由（CEZは髄液移行性が悪く髄膜炎の治療には適さない，など）がある場合には，上述の通りzone edge testを実施します。

表3 CEZの投与量

CEZ **A-3**	33～50mg/kg/dose　8時間ごと

② MRSの場合

VCM（バンコマイシン）**A-7**が基本となる選択肢ですが，上述の通りCA-MRSAの場合，ST **A-10**に感受性があることがあり，皮膚軟部組織感染症，関節炎，骨髄炎などでは代替の選択肢となりえます（**表4**）。

表4 VCMの投与量

VCM **A-7**	15mg/kg/dose　6時間ごと

2 レンサ球菌（溶連菌とGBS）

Key Points
▶グラム染色所見を理解しよう！
▶溶血性を理解しよう！
▶薬剤耐性は問題とならない！

　レンサ球菌には種々の分類が存在しますが，主なものとして溶血型による分類と糖鎖の特異性によるLancefield分類が挙げられます。溶血型ではα溶血，β溶血，γ溶血の3つに分類されます。Lancefield分類ではA～V（IとJは欠番）群に分類されます。
　ここでは主にA群β溶血レンサ球菌（GAS：group A *Streptococcus*）である *Streptococcus pyogenes*（いわゆる"溶連菌"）と，B群β溶血レンサ球菌（GBS：group B *Streptococcus*）である *Streptococcus agalactiae* を取り上げます。
　溶連菌もGBSも常在菌ではありませんが，時に健常なヒトが保菌していることがあり，溶連菌は小児の鼻咽腔に，GBSは女性の外陰部に定着しています。

1 主な感染部位

1) 頻度の高いもの（溶連菌）
• 咽頭炎，咽後膿瘍，扁桃周囲膿瘍 **F-4**
• 皮膚軟部組織感染，関節炎，骨髄炎 **F-8**

2) 頻度は高くないが重要なもの（GBS）
• 新生児敗血症／新生児髄膜炎 **F-10**

2 診断

1) グラム染色ではどう見える？（図1）

グラム陽性球菌（gram-positive cocci：GPC）は，GPC cluster と GPC chain にわけます。レンサ球菌は文字通り GPC chain として見えます。同じ GPC chain には肺炎球菌 M-3 と腸球菌があります。肺炎球菌は主に双球菌で，腸球菌は連鎖が短いのが特徴です（表1）。

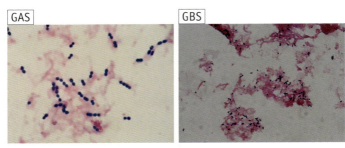

図1 GAS（溶連菌）とGBS

表1 レンサ球菌の分類

α溶血性	菌の周囲が緑色 溶血帯は狭い ● 肺炎球菌 ● 緑色レンサ球菌 　（*Streptococcus viridans*）
β溶血性	菌の周囲が透明 溶血帯は広い ● 溶連菌 ● GBS
γ溶血性	菌の周囲は変化なし ● 腸球菌

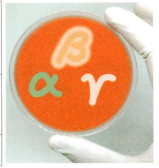

2) 培地ではどう見える？

レンサ球菌は血液寒天培地での溶血型でα，β，γに分類します。溶連菌とGBSはβ溶血です。ちなみに肺炎球菌 M-3 はα溶血を，腸球菌は溶血性を示しません。

3 治療

1) 抗菌薬の選択（表2, 3）

①溶連菌

原則としてABPC（アンピシリン）を選択します。

咽頭炎であれば内服薬のAMPC（アモキシシリン）で治療可能です。

表2 溶連菌における抗菌薬投与量

ABPC A-1	50mg/kg/dose　6時間ごと
咽頭炎の場合	
AMPC	40mg/kg/day　分3

②GBS

用法・用量は日齢によって異なります。

表3 GBSにおける抗菌薬投与量

ABPC A-1 ＋ GM A-8

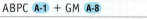
詳細は巻末付録参照

2) 薬剤耐性

溶連菌，GBSともに薬剤耐性が問題となることはまずありません。

3 肺炎球菌

Key Points
▶ community–acquired infectionの最重要菌！
▶ 髄膜炎と非髄膜炎感染症に分けて考える！
▶ 非髄膜炎であればABPC！

　黄色ブドウ球菌 **M-1** が医療関連感染（healthcare-associated infection）の起炎菌として最も重要でしたが，この肺炎球菌は community-acquired infectionの起炎菌として最も重要です。肺炎球菌は微生物学の祖，ルイ・パスツールによって単離されました。肺炎の原因微生物とされ，この名前がつきました。肺炎を含む呼吸器系への感染の頻度が高いですが，免疫不全のない小児でも髄膜炎や敗血症といった重篤な感染症も引き起こしえます。

1 主な感染部位

1）頻度の高いもの
- 肺炎 **F-5** ，膿胸
- 急性中耳炎 **F-3**

2）頻度は低いが重要なもの
- 細菌性髄膜炎 **F-1**
- 敗血症 **F-2**
- 感染性心内膜炎
- 皮膚軟部組織感染症，関節炎，骨髄炎 **F-8**

2 診断

1) グラム染色ではどう見える？（図1）

グラム陽性球菌（gram-positive cocci：GPC）は，clusterとchainに分けます。chainはさらに双球菌とレンサ球菌に分けることができます。肺炎球菌はランセット型双球菌（lancet-shaped diplococci）と表現されます。ちなみにランセットとはメスの1種で，先の尖った諸刃のものです。菌体周囲に白く抜けた莢膜が観察されます。ここまでくれば肺炎球菌と考えて間違いなしです。

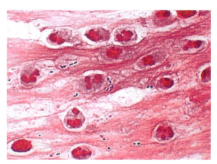

図1 肺炎球菌

2) 培地ではどう見える？

α溶血性なので血液寒天培地では，不完全透明で緑変して見えます。pneumolysinという自己融解酵素を分泌するため，コロニーの中央部が陥凹して見えることがあります。**この自己融解酵素のために，場合によっては，「グラム染色では肺炎球菌の貪食像が明らかに見えたのに，培地には何も生えてこない」ということも起こりえます。**

3 治療（表1～4）

1）抗菌薬の選択

①非髄膜炎

表1 肺炎球菌感染症（非髄膜炎）の抗菌薬投与量

ABPC A-1	50mg／kg／dose　6時間ごと

後述の通り非髄膜炎であれば，耐性が問題になることはほとんどありません。ABPC（アンピシリン）で十分に治療可能です。

②髄膜炎

表2 肺炎球菌感染症（髄膜炎）の抗菌薬投与量

ABPC感受性の場合	
ABPC A-1	100mg／kg／dose　6時間ごと
ABPC耐性の場合	
CTX A-5 または	75mg／kg／dose　6時間ごと
CTRX A-5	60mg／kg／dose　12時間ごと
ABPC耐性，CTX・CTRX耐性の場合	
CTX A-5 または	75mg／kg／dose　6時間ごと
CTRX A-5	60mg／kg／dose　12時間ごと
＋VCM A-7	15mg／kg／dose　6時間ごと
±RFP（リファンピシン）の併用を考慮する	

ABPC耐性，CTX（セフォタキシム）・CTRX（セフトリアキソン）耐性の場合は，組織での十分な濃度が得られないため，VCM（バンコマイシン）単剤での治療は難しいとされています。専門家にコンサルトしましょう。

2）薬剤耐性

肺炎球菌の薬剤感受性は髄膜炎と非髄膜炎に分けて考えます。

日常診療の中で，ペニシリン耐性肺炎球菌（PRSP）と遭遇するのは稀です。非髄膜炎であれば，ほとんどが高用量のABPCで

表3　肺炎球菌の薬剤感受性

		MIC（μg/mL）		
		感受性	中間	耐性
ペニシリン	非髄膜炎	≦2.0	4.0	≧8.0
	髄膜炎	≦0.06	—	≧2.0
CTX or CTRX	非髄膜炎	≦1.0	2.0	≧4.0
	髄膜炎	≦0.5	1.0	≧2.0

十分に治療ができてしまいます。

しかし，髄膜炎の場合は話が変わります。感染巣で十分な濃度を得ることができないため，ブレイクポイントの値が非髄膜炎の場合とは異なり，ペニシリン耐性と判定されることが多くなります。**つまり，髄膜炎であれば，ほとんどがABPC単剤では治療が困難です。**

3) 髄膜炎の場合

① second tap

以下の場合には，治療開始48時間後に治療効果判定のために，再度腰椎穿刺することが推奨されています。

- ペニシリン耐性の場合
- 臨床経過が改善を認めない場合
- デキサメタゾンを併用している場合

② デキサメタゾン（dexamethasone：DEX）

生後6週以上であればDEXの併用が考慮されます。しかし，DEXを併用すべきかどうかは議論の分かれるところで，盲目的に投与されるものではありません。

表4　DEXを併用する場合の投与量

初回抗菌薬投与の前か同時に，	
DEX	0.15mg/kg/dose　6時間ごと

4 百日咳

Key Points
- ▶患者がカタル期，痙咳期，回復期のどの時期にいるのか常に考えよう！
- ▶抗菌薬は月齢に応じて選択しよう！

百日咳の病原体は百日咳菌（*Bordetella pertussis*）という細菌になります。Bordetella属には*Bordetella pertussis*以外に*Bordetella parapertussis*（パラ百日咳菌）という典型的な百日咳症状を引き起こす細菌がいますが，多くの場合，百日咳菌と比較して症状は軽症です。

1　主な感染部位

百日咳菌は経気道的に侵入し，気道の上皮細胞に接着して呼吸器症状を引き起こします。百日咳の臨床経過は，カタル期，痙咳期，回復期の3期に分類されます。それぞれの期間はカタル期が1〜2週間，痙咳期が2〜8週間，回復期が数週間〜数か月と言われていますが，患者の年齢や免疫状態によって異なります。staccato（短い咳が連続的に起こる）やwhoop（息を吸うときに笛のような音が出る）などの特徴的な症状は痙咳期に出現します。月齢が3か月未満の乳児ではカタル期が目立たないことが多く，ワクチンを接種している患者ではすべての期間が短くなります。

2 診 断

1) グラム染色ではどう見える？

インフルエンザ菌（H. influenzae）のように見えるグラム陰性短桿菌。グラム陰性桿菌（gram-negative rod：GNR）は多形性であり，球菌のように見えることもあります。

2) 培地ではどう見える？

通常の培養では生えず，専用の培地が必要となります。培養にはボルデー・ジャング（Bordet-Gengou）培地やCSM（cyclodextrin sodium medium）などの特殊培地を使用します。コロニーは直径1mm以下，光沢のある集落を形成することが特徴です。

3 治 療（表1）

抗菌薬の選択

月齢1か月未満の患者では，EM（エリスロマイシン）の投与により肥厚性幽門狭窄症のリスクが増加するため，抗菌薬の選択は月齢によって異なります。

表1 百日咳の抗菌薬投与量

月齢1か月未満	
AZM A-9	10mg/kg/day　分1　3日間
月齢1か月以上	
AZM A-9	10mg/kg/day　分1　3日間
CAM A-9	15mg/kg/day　分2　7日間

カタル期に抗菌薬を投与すると症状が軽減します。痙咳期に抗菌薬を投与しても症状改善の効果は弱いですが，周囲への伝搬を防ぐ効果があり投与が推奨されています。

5 大腸菌

Key Points

▶ポストワクチン時代における重症細菌感染症の起炎菌として重要！

▶最も狭いスペクトラムの抗菌薬を選択しよう！

▶薬剤耐性機構を理解しよう！

大腸菌はグラム陰性桿菌に分類される，ヒトの腸管内の常在菌です。他の動物の腸管を含めて，環境中に広く分布しています。腸管内，腸管外，ともに病原性を示します。ワクチンの普及により市中感染の重症細菌感染症の中で肺炎球菌やインフルエンザ菌の頻度は激減し，相対的に大腸菌による重症細菌感染症の割合が増加傾向にあります。

大腸菌はリポ多糖のO抗原，鞭毛のH抗原，莢膜のK抗原の構造によって分類され，特定の抗原を持つものがそれに対応する疾患を引き起こします。腸管外感染症の多くは，腸管内では非病原性のもので，患者自身の腸管細菌叢に由来するものです。ここでは主に腸管外感染症を生じさせるものについて述べます。

1 主な感染部位

1）頻度の高いもの
- 尿路感染症 **F-7**
- 細菌性腸炎 **F-6**

2）頻度の低いもの
- 細菌性髄膜炎 **F-1**
- 敗血症 **F-2**

2 診断

培養検査の中間報告で「腸内細菌科疑い」という言葉を目にします。腸内細菌科とは以下のものを指します。

① グラム陰性桿菌
② 通性嫌気性で，ブドウ糖を発酵して酸とガスを発生させる
③ オキシダーゼ陰性
④ 硝酸塩を還元して亜硝酸塩にする
⑤ 通常培地によく発育する
⑥ 周毛性の鞭毛を持ち，運動性を示すものが多い
⑦ 芽胞を形成しない

「腸内細菌科」はあくまでも分類学上の名称であって，「腸内細菌叢」とイコールではありません。腸内細菌叢の圧倒的多数はバクテロイデスやクロストリジウムといった偏性嫌気性菌が占めています。

1) グラム染色ではどう見える？（図1）

グラム陰性桿菌（gram-negative rod：GNR）。長さ1〜3μmで，GNRの中では中等大。両端が鈍円で太めに見えます。

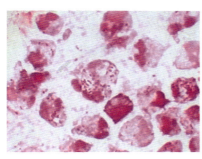

図1 大腸菌

2) 培地ではどう見える？

大腸菌の特徴は，β溶血性を示すことと乳糖発酵性を持つことです。乳糖発酵性を反映して，マッコンキー（MacConkey）寒天

培地では赤色コロニー，BTB乳糖寒天培地では黄色コロニーを形成します。

3 治療

1) 抗菌薬の選択（表1）

表1 大腸菌における抗菌薬選択

ABPC A-1
CEZ A-3
CMZ A-4
CTX（CTRX） A-5
MEPM A-6

セフェム系抗菌薬，中でもCTX（セフォタキシム）やCTRX（セフトリアキソン）が使用されることが多いですが，感受性があればABPC（アンピシリン）やCEZ（セファゾリン）も使用できます。感受性のある最も狭いスペクトラムの薬剤を選択しましょう。**大腸菌による髄膜炎では薬剤の選択に注意が必要です。** スペクトラム以外に，髄液移行性を考えなければならないからです。CEZとCMZ（セフメタゾール）は，髄液移行性はありません。

2) 薬剤耐性

一定の割合でペニシリナーゼを産生しますが，中にはさらに強力なβ-ラクタマーゼを産生するものがあります。

① extended-spectrum β-lactamase（ESBL）

ペニシリナーゼが変異を起こし，ペニシリンだけでなくセファロスポリンなど多くの抗菌薬を分解するようになったβ-ラクタマーゼです。プラスミド上にコードされており，他の菌に伝播する可能性があり，感染管理上，問題となります。

ESBL産生株では抗菌薬の選択に注意が必要です。カルバペネム系抗菌薬（MEPM A-6 ）が第一選択とする意見もありますが，

ショックや呼吸不全といった重症例でなければ，感受性をみてセファマイシン系抗菌薬（CMZ **A-4**）やアミノグリコシド系抗菌薬（GM **A-8**）も選択肢になります。

②AmpC β–ラクタマーゼ

セファロスポリナーゼとも呼ばれ，ESBLと同様に第3世代セフェム系抗菌薬に耐性を示します。感受性でのESBLとの違いは，セファマイシン系抗菌薬（CMZ **A-4**）にも耐性を示すことです。

ESBLは産生するかどうかが問題ですが，AmpC β–ラクタマーゼはどのくらいの量を産生しているかが重要になります。*Enterobacter, Serratia, Citrobacter* といった腸内細菌科の菌は，もともと染色体上にAmpC β–ラクタマーゼをコードしていますが，その産生量は多くはありません。そこでβ–ラクタム系抗菌薬に曝露されると，AmpC β–ラクタマーゼを過剰産生するようになり，薬剤耐性を示します。そのため，「感受性があったけれど，β–ラクタム系抗菌薬で治療していると，しだいに耐性をとられて治療不良になってしまう」ということが起こりえます。

培養結果から上記のようなAmpC β–ラクタマーゼを内在している菌が検出された場合，抗菌薬の選択に注意が必要で，第3世代セフェム系抗菌薬に感受性があったとしても治療不良になる可能性があるため，カルバペネム系抗菌薬（MEPM **A-6**）や第4世代セフェム系抗菌薬が選択されます。腸内細菌科だからといって何でもかんでも，カルバペネム系抗菌薬や第4世代セフェム系抗菌薬の使用が正当化されるわけではありませんので注意して下さい。

AmpC β–ラクタマーゼのほとんどは染色体上にコードされていますが，プラスミド由来のAmpC β–ラクタマーゼも報告されており，頻度は十分に低いですが大腸菌がプラスミド由来のAmpC β–ラクタマーゼを産生する可能性もあります。

6 インフルエンザ菌

Key Points

▶市中発症の侵襲性細菌感染症における2大起炎菌のひとつ！

▶薬剤耐性機構を理解しておこう！

▶治療は，呼吸器感染症か侵襲性感染症かでわけて考える！

インフルエンザ菌（*Haemophilus influenzae*）は肺炎球菌と同じように気道系の常在菌のひとつでありながら，**市中感染（community-acquired infection）の起炎菌として非常に重要です**。インフルエンザ菌の血清型は6種の莢膜株（a～f型）と無莢膜株（nontypeable *H. influenzae*：NTHi）に分類されます。侵襲性細菌感染症は一般的に莢膜型，特にb型（Hib）により生じ，無莢膜型は急性中耳炎や肺炎の起炎菌となります。ヒブワクチンの普及によりHibによる侵襲性感染症は減少する一方で，近年では無莢膜型による侵襲性細菌感染症の報告が増えており，注意が必要です。

1 主な感染部位

1）頻度の高いもの

- 急性中耳炎 **F-3**
- 肺炎 **F-5**

2）頻度は高くないが重要なもの

- 細菌性髄膜炎 **F-1**
- 敗血症 **F-2**
- 皮膚軟部組織感染症，関節炎，骨髄炎 **F-8**

2 診断

1) グラム染色ではどう見える？（図1）

グラム陰性桿菌（gram-negative rod：GNR）は小さな短桿菌で，時に多形性を示し，球桿菌とも呼ばれます。米粒が散らばったように見えます。

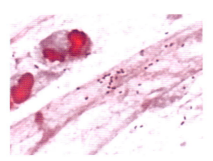

図1 インフルエンザ菌

2) 培地ではどう見える？

インフルエンザ菌の特徴として，栄養要求性の厳しさが挙げられます。

チョコレート寒天培地に発育し，血液寒天培地には発育しません。チョコレート寒天培地で，くすんだ真珠様の1mm程度の小さなコロニーがみられます。

3 治療

1) 薬剤耐性

インフルエンザ菌は，ABPC（アンピシリン）感性とABPC耐性に分けられ，ABPC耐性のものはさらに以下の3つにわけられます。

①BLPAR

β-ラクタマーゼ陽性ABPC耐性インフルエンザ菌(β-lactamase-positive ampicillin-resistant：BLPAR)。 初めて報告された ABPC耐性インフルエンザ菌で，ペニシリナーゼを産生します。 わが国ではその割合は多くはありません。

②BLNAR

β-ラクタマーゼ陰性ABPC耐性インフルエンザ菌(β-lactamase-negative ampicillin-resistant：BLNAR)。 日常分離される インフルエンザ菌の半数以上をBLNARが占めます。PBPの変 異によりABPC耐性を獲得しました。 薬剤感受性結果のみでの BLNARの判定は難しく，厳密な定義はありません。β-ラクタ マーゼ試験陰性，AMPC/CVA(アモキシシリン/クラブラン 酸)耐性といった点から推測します。

「ABPC耐性」の名前がついていますが，多くはABPC **A-1** で治 療が可能です。 しかし，以下の場合はABPCで治療ができず， CTX(セフォタキシム) **A-5** が必要となります。

- 侵襲性感染症の場合(髄膜炎，菌血症など)
- 免疫不全児
- ABPCのMIC $\geq 1\,\mu g/mL$

③BLPACR

β-ラクタマーゼ陽性AMPC/CVA耐性インフルエンザ菌(β-lactamase-negative amoxicillin/clavulanate-resistant：BLPACR)。上記のBLPARとBLNARのいずれもの耐性機構を 獲得したインフルエンザ菌です。 わが国での検出数は多くあり ません。

2) 抗菌薬の選択 (表1, 2)

① 非侵襲性感染症 (中耳炎, 肺炎など)

表1 非侵襲性感染症の抗菌薬投与量

ABPC A-1	50mg/kg/dose　6時間ごと

非侵襲性感染症であれば, 耐性が問題になることはほとんどありません。高用量であればABPCで十分に治療可能です。

② 侵襲性感染症 (髄膜炎, 菌血症など)

表2 侵襲性感染症の抗菌薬投与量

髄膜炎	
CTX A-5 または	75mg/kg/dose　6時間ごと
CTRX A-5	60mg/kg/dose　12時間ごと
非髄膜炎	
CTX A-5 または	50mg/kg/dose　6時間ごと
CTRX A-5	60mg/kg/dose　24時間ごと

侵襲性感染症であっても, 免疫不全がなく, MICが高くないことが確認できればABPCでも治療可能です。

7 サルモネラ

Key Points
▶ 細菌性腸炎の起炎菌の代表！
▶ 食事歴だけでなく，動物との接触歴も問診する！
▶ 侵襲性細菌感染症に注意が必要ではあるが，抗菌薬の要否はしっかり検討！

サルモネラ属には様々な分類法がありますが，ヒトに病原性を示すものはチフス性疾患を生じさせるもの（*Salmonella typhi*, *Salmonella paratyphi*）と，主に感染性胃腸炎を生じさせるものに大別されます。単にサルモネラ感染症と言えば一般には主に感染性胃腸炎を生じさせるもの，非チフス性サルモネラを指します。本項では非チフス性サルモネラを取り扱います。

1 主な感染部位

1) 頻度の高いもの

• 細菌性腸炎 **F-6**

最も頻度が高いのは細菌性腸炎です。カンピロバクターに次いで2大起炎菌のひとつです。

サルモネラは様々な動物の腸管に存在し，自然界に一般に分布しています。ヒトへの感染では鶏肉・鶏卵やペット（特に爬虫類）を介したものが多く報告されます。生ものの摂取歴だけでなく，動物との接触歴も重要です。

2) 頻度は高くないが重要なもの

- 菌血症
- 細菌性髄膜炎 F-1
- 骨髄炎 F-8

免疫不全の児，および健常児でも乳児では，上記の侵襲性細菌感染症を生じさせる可能性があります。これらの中には，**明らかな胃腸炎症状がなく発症する場合があるため注意が必要です。**

2 診 断

腸内細菌科に分類されます。

1) グラム染色ではどう見える？（図1）

グラム陰性桿菌（gram-negative rod：GNR）として見えます。

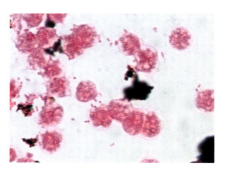

図1 サルモネラ

2) 培地ではどう見える？

選択分離培地であるSS（*Salmonella-Shigella*）寒天培地を用います。

3 治療

1) 抗菌薬の選択（表1，2）

感受性結果を見て，以下の中からよりスペクトラムの狭い抗菌薬を選択します。

①非髄膜炎

表1　サルモネラによる胃腸炎（非髄膜炎）の抗菌薬投与量

ABPC A-1	50mg/kg/dose　6時間ごと
CTX A-5	50mg/kg/dose　6時間ごと
CTRX A-5	60mg/kg/dose　24時間ごと
ST A-10	TMP*として10mg/kg/day　分2

＊：TMP：トリメトプリム

②髄膜炎

表2　サルモネラによる胃腸炎（髄膜炎）の抗菌薬投与量

CTX A-5	75mg/kg/dose　6時間ごと
CTRX A-5	60mg/kg/dose　12時間ごと

2) 治療期間

①菌血症

focusのない菌血症では治療期間を14日間とします。

②細菌性髄膜炎 F-1，骨髄炎 F-8

・4～6週間の治療が推奨されます。

8 カンピロバクター

Key Points

▶ 細菌性腸炎の起炎菌の代表！
▶ グラム染色で見えれば診断可能！
▶ 抗菌薬の要否はしっかり検討！

カンピロバクターは細菌性腸炎の起炎菌として最も重要な菌の
ひとつです。カンピロバクター属の中で，ヒトに病原性を示すも
のはいくつかありますが，そのほとんどは *Campylobacter jejuni*
（*C. jejuni*）です。本項では主に *C. jejuni* を取り扱います。

1 主な感染部位

1) 頻度の高いもの

・細菌性腸炎 **F-6**

細菌性腸炎の主な起炎菌のひとつです。

食品（主に鶏肉）や井戸水から感染します。カンピロバクター感
染は，十分な加熱により菌を死滅させること，汚染食品からの
二次汚染（例：生鶏肉を調理した器具による野菜の調理）を防止
すること，により予防が可能です。

2) 頻度は高くないが重要なもの

・菌血症

幼若乳児や免疫不全児の場合，菌血症を生じることがありますが，
基本的には稀です。菌血症を起こすのは，多くは *Campylobacter*
fetus です。

3) 合併症

反応性関節炎や Guillain–Barré 症候群が生じることがあります。

2 診断

1) グラム染色ではどう見える？(図1)

グラム陰性らせん状桿菌として見えます。らせん状の特徴的な形態をしています。一見すると糸くずのようにも見えてしまうため、注意深く観察しなければなりません。特異度は高いですが、感度は高くありません。

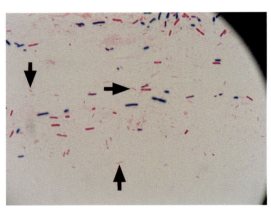

図1 カンピロバクター

2) 培地ではどう見える？

カンピロバクターの分離培地（スキロー培地、CCDA培地）を用い、42℃で培養します。スキロー培地では半透明の、CCDA培地では灰白色のコロニーが観察されます。

3 治療

抗菌薬の選択

サルモネラ腸炎と同様に，カンピロバクター腸炎の治療の基本は輸液であり，全例に抗菌薬投与が必要なわけではありません。抗菌薬投与は有症状期間を短縮させ，排菌を減少させることができるとされており，以下の場合には抗菌薬投与を考慮します。

- 重篤な基礎疾患がある場合
- 重篤な基礎疾患を持った家族や，幼若乳児のきょうだいがいる場合

抗菌薬の適応ありと判断された場合，AZM（アジスロマイシン）で治療します（**表1**）。

表1　AZMの投与量

AZM A-9	10mg／kg／day　分1　3日間

8　カンピロバクター

緑膿菌

Key Points
▶本当に緑膿菌カバーが必要か考えよう！
▶保菌なのか真の起炎菌なのか考えよう！
▶緑膿菌と戦うときには感染症専門医と一緒に戦おう！

緑膿菌は広く自然界に分布しており，特に湿潤した環境を好みます。腸管内に保菌されることもあります。本来は病原性の低い菌ですが，免疫力が低下している場合には重篤な感染症を引き起こし，メチシリン耐性黄色ブドウ球菌（MRSA） M-1 と並んで院内感染の起炎菌として最も重要な菌のひとつです。

緑膿菌は薬剤耐性により治療に難渋することも少なくありません。近年，検出が増加している多剤耐性緑膿菌は現代医学における重大な問題のひとつです。

1　主な感染部位

頻度は高くないが重要なもの
- 敗血症 F-2
- 肺炎 F-5
- 尿路感染症 F-7

2　診 断

1）グラム染色ではどう見える？（図1）

グラム陰性桿菌（gram-negative rod：GNR）として見えます。大腸菌と比べて，やや小さく先端が尖ったように見え，やや淡

く染まります。ムコイド型では淡い赤色に染色されたムコイド物質が菌体周囲に観察されます。

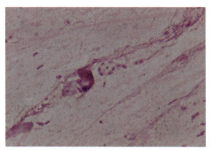

図1　緑膿菌

2) 培地ではどう見える？

緑膿菌はGNRですが，腸内細菌科の菌と異なり，ブドウ糖発酵性を持ちません。

血液寒天培地でβ溶血性を示し，直径1～2mm程度の金属光沢を持った扁平なコロニーを形成します。名前の通り，色素産生が特徴的で緑色のコロニーを形成します。また独特の臭気を発するのも特徴です。

3　治療

1) 抗菌薬の選択

院内感染症において，緑膿菌感染症の可能性が低くないと判断されれば，empirical therapyでは抗緑膿菌活性のある抗菌薬を選択せざるをえません（表1）。

表1　緑膿菌における抗菌薬投与量

MEPM A-6	20mg／kg／dose　8時間ごと
PIPC／TAZ A-2	約84mg／kg／dose　8時間ごと
GM A-8	7.5mg／kg／dose　24時間ごと
のいずれか	

基礎疾患があり気管切開をされているような児では緑膿菌を保菌し，常に喀痰培養で緑膿菌が検出されることも稀ならずあります。そのような児の呼吸器感染症で毎回，緑膿菌カバーが必要かは議論のわかれるところであり，重症度やグラム染色での貪食像の有無などから総合的に判断されるのが実情です。

実際に起炎菌が緑膿菌だとわかれば，薬剤耐性で困ることも少なくないため，感染症専門医にコンサルトするのが無難でしょう。

2) 薬剤耐性

① extended-spectrum β-lactamase (ESBL) と AmpC β-ラクタマーゼ

緑膿菌は種々の β–ラクタマーゼを産生することがあります。

それぞれの β–ラクタマーゼについては，大腸菌 **M-5** を参照。

② multi drug-resistant *Pseudomonas aeruginosa* (MDRP)

緑膿菌は上述のもの以外にも，種々の β–ラクタマーゼを産生したり，薬剤排出ポンプを備えていたり，抗菌薬の作用部位が変異したりと，様々な方法で薬剤耐性を示します。

中でも，IPM［イミペネム（カルバペネム系）］，AMK［アミカシン（アミノグリコシド系）］，CPFX［シプロフロキサシン（ニューキノロン系）］のいずれにも耐性を示すものを MDRP と呼び，公衆衛生上の重大な問題とされています。わが国での検出率はおおよそ3%程度です。

10 マイコプラズマ

Key Points
▶ マイコプラズマは多彩な症状を示します！
▶ マイコプラズマの診断法はLAMP法が有用！

本項では，様々なマイコプラズマのうち，*Mycoplasma pneumoniae* について説明します。*Mycoplasma pneumoniae* は非定型肺炎の代表的な起炎菌のひとつです。

1 主な感染部位

マイコプラズマの感染部位は，気道や肺を含む呼吸器病変と，肺外病変の2つに大きく分類されます。様々な臓器で感染を引き起こすのがマイコプラズマの特徴です。

1）呼吸器病変

呼吸器であれば，どの部位でも感染を引き起こすのがマイコプラズマの特徴です。

- 肺炎，気管支炎，咽頭炎，中耳炎，クループ

2）肺外病変

肺外病変の中では，中枢神経の合併が最も多いです。

- 中枢神経：脳炎，脊髄炎，Guillain-Barré症候群
- 皮膚：多形滲出性紅斑，Stevens-Johnson症候群，Gianotti症候群
- 血液：溶血性貧血，血栓性血小板減少性紫斑病
- 心臓：心外膜炎，心筋炎
- 肝臓：肝炎
- 膵臓：膵炎
- 関節：関節炎

2 診 断

1) グラム染色ではどう見える？

多形性であり，球菌や桿菌に分類することができません。また グラム染色での染まり方も一定していないため，マイコプラズマをグラム染色で評価することは困難です。

2) 培地ではどう見える？

培地での成長が非常に遅く，栄養方法も複雑であるため臨床の現場でマイコプラズマを培地で培養することはほとんどありません。

3) マイコプラズマはどのように診断する？

マイコプラズマの診断方法としては遺伝子検査や血清検査が有用です。遺伝子検査としてはPCR法やLAMP法がありますが，LAMP法のほうがPCR法と比較して短時間で検査を行うことができ，また比較的簡便であるため有用です。

血清検査は日本では粒子凝集（PA）法を用いることが多く，急性期と回復期のペア血清で4倍以上，またはシングル血清で320倍以上を陽性と解釈することが多いです。しかし，シングル血清では急性期以外でも320倍以上認めることがあることや，ペア血清では早期診断ができないことを考えると，**現時点では遺伝子検査，特にLAMP法が最も優れた検査と言えます**。

3 治 療

マイコプラズマに対する抗菌薬の有効性は現時点では明らかではありません。しかし，臨床の現場ではマイコプラズマと診断した場合に抗菌薬治療を行っていることが多いです。

1）抗菌薬の選択（表1）

表1　マイコプラズマにおける抗菌薬投与量

8歳未満	
AZM **A-9**	10mg／kg／day　分1　3日間
CAM **A-9**	15mg／kg／day　分2　7〜14日間

　MINOは歯牙黄染の合併症があるため，8歳未満では原則禁忌です。またマクロライド系，テトラサイクリン系抗菌薬で治療効果がない場合は，ニューキノロン系抗菌薬の投与も検討します。ニューキノロン系ではCPFX（シプロフロキサシン）が海外では用いられることが多いですが，わが国では添付文書で小児への投与が禁忌となっています。動物実験における関節障害の報告などが理由と考えられますが，海外での使用経験は豊富であり安全性も確立しています。

　また，わが国でよく処方されているTFLX（トスフロキサシン）に関しては臨床的知見が乏しいのが現状です。ニューキノロンの出番だと考えたときは，可能であれば感染症専門医に相談してみましょう。

2）マイコプラズマに対するステロイドの投与は有効？

　臨床の現場では抗菌薬治療に不応性のマイコプラズマに対してステロイドを投与する場面が散見されます。しかし，現時点ではマイコプラズマに対するステロイドの有効性は明らかではなく，適切な投与量や投与期間もわかっていません。

Antibiotics

抗菌薬

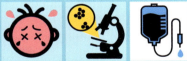

1 ABPC, ABPC/SBT
（アンピシリン）（アンピシリン/スルバクタム）

Key Points
- ▶ 小児感染症診療の基本！
- ▶ ABPC/SBTは広域抗菌薬と認識する！
- ▶「高用量を6時間ごと」でこそ効果を発揮！

　古典的ペニシリンのカバーはグラム陽性球菌（gram-positive cocci：GPC）だけでしたが，ABPCは一部のグラム陰性桿菌（gram-negative rod：GNR）までカバーが広がり，小児科領域で問題となる起炎菌の多くをカバーしています。そのため，**小児感染症診療において最も重要な抗菌薬です**。ABPCはβ-ラクタマーゼを合成する菌には無効ですので，ほとんどの黄色ブドウ球菌や一部のGNRでは使うことができません。そのためこれらの菌が想定される場合，empirical therapyとしては使えませんが，感受性が判明すれば使用可能なことも少なくありません。β-ラクタマーゼ阻害薬であるSBT（スルバクタム）が配合されたABPC/SBTは後述の通り，さらにスペクトラムが広がります。そのためABPC/SBTは十分に広域な抗菌薬として認識する必要があり，その適応はしっかり考えなければなりません。
　髄液を含めた組織移行性は比較的良好で，種々の感染症に使用されます。SBTの組織移行性はABPCと同等とされます。また後述する経口のAMPC（アモキシシリン）は腸管吸収が良いのが特徴です。

1 スペクトラム

1) ABPC

① GPC

- レンサ球菌 M-2
- 肺炎球菌 M-3
- 腸球菌

② GNR

（感受性があれば）

- 大腸菌 M-5
- インフルエンザ菌 M-6
- サルモネラ M-7 など

③ その他

- リステリア

2) ABPC／SBT

β-ラクタマーゼであるSBTを配合することで，ABPCでカバーできる菌種に加えて，β-ラクタマーゼを合成する黄色ブドウ球菌や一部のGNRまでカバーが広がります。またβ-ラクタマーゼ阻害薬配合薬は嫌気性菌をカバーすることができます。

ABPC／SBTは十分に広域な抗菌薬です。起炎菌を想定することなく，盲目的にABPC／SBTが処方されることのないようにしましょう。

2 適応となる感染症

1) ABPC

① 急性中耳炎 F-3

② 肺炎 F-5

急性中耳炎や肺炎といった小児呼吸器感染症の3大起炎菌は，肺

炎球菌 M-3，インフルエンザ菌 M-6，モラキセラでした。

肺炎球菌，インフルエンザ菌，ともにペニシリン耐性が問題となりつつあります。しかし高用量のABPCであれば十分に治療できることがほとんどです。詳細は M-3, M-6 で復習して下さい。

③新生児感染症 F-10

新生児感染症では大腸菌 M-5 をはじめとするグラム陰性桿菌とGBS M-2 やリステリアをカバーする必要があります。empirical therapyではグラム陰性菌をCTX（セフォタキシム）A-5 またはGM（ゲンタマイシン）A-8 でカバーし，GBSやリステリアをABPCでカバーします。

④溶連菌性咽頭炎 F-4

溶連菌性咽頭炎ではABPCの内服薬に相当するAMPCが選択されます。

⑤尿路感染症 F-7

尿路感染症の最も頻度の高い起炎菌は大腸菌 M-5 です。薬剤感受性があればABPCも使用可能です。

2) ABPC/SBT

咽後膿瘍，扁桃周囲膿瘍 F-4

咽後膿瘍，扁桃周囲膿瘍の最も頻度の高い起炎菌は溶連菌 M-2 ですが，膿瘍では嫌気性菌の混合感染を考慮して，嫌気性菌カバーのあるABPC/SBTが選択されます。

---

3 投与量（表1，2）

高用量であれば薬剤耐性が問題になることは多くはありません。また，時間依存性の薬剤であり，その半減期の短さから，6時間投与が基本になります。

最大限の効果を発揮するには，用量と投与回数には注意が必要です。

1) ABPC

表1 ABPC投与量

| 非髄膜炎 | 50mg/kg/dose　6時間ごと |
| 髄膜炎 | 100mg/kg/dose　6時間ごと |

2) ABPC/SBT

合剤なので投与量の換算には注意が必要です。ABPCとSBTが2：1の比率の合剤です。

表2 ABPC/SBT投与量

| ABPCとして | 50mg/kg/dose　6時間ごと |
| （ABPC/SBTとして） | （75mg/kg/dose　6時間ごと） |

4　使用上の注意

一般に安全な薬剤ですが，Ⅰ型アレルギーの有無は注意が必要です。

5　対応する内服薬（**表3，4**）

1) AMPC（アモキシシリン）

ABPCの内服薬に相当します。

表3 AMPC投与量

| 40〜90mg/kg/day　分3 |

2) AMPC/CVA（アモキシシリン/クラブラン酸）

ABPC/SBTの内服薬に相当します。AMPCとCVAが14：1の比で配合されています。

表4 AMPC/CVA投与量

| （AMPCとして）60〜90mg/kg/day　分2 |

2 PIPC, PIPC/TAZ
(ピペラシリン)(ピペラシリン/タゾバクタム)

Key Points
- 緑膿菌感染症のkey drug！
- TAZの有無は緑膿菌活性に影響しない！
- 使いどころは非常に限られており，不必要な使用は厳に慎む！

合成ペニシリンであるABPC（アンピシリン） A-1 のグラム陰性菌のカバーが広がり，抗緑膿菌活性をも持つペニシリン系抗菌薬です。**緑膿菌カバーを考えなければならない院内感染症においてGM（ゲンタマイシン） A-8 とともに重要な位置づけを持ちます**。逆に言うと，緑膿菌カバーを考えなければならない場面を除けば不必要にスペクトラムが広すぎて，使いどころがあまりありません。

PIPC/TAZはPIPC（ピペラシリン）とβ-ラクタマーゼ阻害薬であるTAZ（タゾバクタム）の合剤で，8:1の比になります。TAZが加わることで，ABPC A-1 とABPC/SBT（アンピシリン/スルバクタム） A-1 との関係と同じように，ブドウ球菌や嫌気性菌までカバーが広がります。

PIPCは髄液を含めた組織移行性は比較的良好ですが，TAZの組織移行性のデータは多くはありません。髄膜炎でPIPC/TAZが必要となる場面はごくごく限られた状況なので，問題となることはないでしょう。

1 スペクトラム

1) PIPC

①GPC

- レンサ球菌 **M-2**
- 肺炎球菌 **M-3**

②グラム陰性桿菌

- 緑膿菌 **M-9**
- 大腸菌 **M-5**
- クレブシエラ
- プロテウス

2) PIPC/TAZ

β-ラクタマーゼ阻害薬であるTAZを配合することで，ブドウ球菌や嫌気性菌までカバーすることができます。緑膿菌のPIPCに対する耐性機構は結合蛋白の変異によるものなので，TAZの有無は抗緑膿菌活性に関係ありません。

2 適応となる感染症

緑膿菌感染症

緑膿菌カバーを考えなければならないときしか使いどころはありません。

具体的には，呼吸器関連肺炎，カテーテル関連血流感染症，カテーテル関連尿路感染症といった医療関連感染症になります。

誤嚥性肺炎や腹腔内膿瘍といった，緑膿菌に加えて嫌気性菌をカバーする必要のある感染症ではPIPC/TAZが選択されます。

3 投与量（表1，2）

1) PIPC

表1 PIPC投与量

100mg/kg　6時間ごと

2) PIPC／TAZ

合剤なので投与量の換算には注意が必要です。PIPCとTAZが8:1の比率の合剤です。

表2 PIPC／TAZ投与量

PIPCとして	75mg/kg　6時間ごと
（PIPC／TAZとして）	（約84mg/kg　6時間ごと）

4 使用上の注意

1) 適応

重要な点なので，再度，適応について記述します。

PIPC，PIPC／TAZは緑膿菌感染症のkey drugであり，それ以外には出番はありません。そのスペクトラムの広さゆえ，不必要な使用は薬剤耐性菌出現のリスクとなります。

肺炎球菌やレンサ球菌のカバーもありますが，これらの菌をターゲットとするときには別の抗菌薬が第一選択となるため，市中肺炎や咽頭炎といった感染症でPIPCは適応となりません。

2) 主な副作用

- Ⅰ型アレルギー
- 胆汁うっ滞性黄疸

3 CEZ (セファゾリン)

Key Points
▶メチシリン感受性黄色ブドウ球菌（MSSA），レンサ球菌（溶連菌）の第一選択！
▶グラム陽性球菌だけど腸球菌には使えない！
▶髄膜炎には使えない！

セフェム系は一般に開発された時期で第1世代，第2世代，第3世代，第4世代と分類され，よく「グラム陽性菌には第1世代，グラム陰性菌には第3世代」と丸暗記されていますが，誤解や混乱をまねくので本書では世代による分類からは離れて考えることにします。

最低限，使えるようになっておきたいセフェム系抗菌薬はCEZ（セファゾリン）**A-3**，CMZ（セフメタゾール）**A-4**，CTX（セフォタキシム）/CTRX（セフトリアキソン）**A-5**の4つで十分です。本項ではこのうちCEZについて解説します。

グラム陽性球菌であるMSSA **M-1**，溶連菌 **M-2** をカバーするための第一選択薬です。同じくグラム陽性球菌である腸球菌はカバーしていないため注意が必要です。グラム陰性桿菌のカバーは悪いと理解されていることが少なくないですが，感受性さえあれば十分に使用できます。

メチシリン耐性黄色ブドウ球菌（MRSA）**M-1** の治療には使えませんが，MSSA **M-1** の治療においてはVCM（バンコマイシン）**A-7** よりも優れます。

組織移行性がとても良い薬剤なので，種々のMSSA感染症で使われます。しかし，髄液移行性は悪いため，MSSAが起炎菌で

3 CEZ 　**153**

あっても，**髄膜炎には使用できません。**

1 スペクトラム

① GPC
- MSSA **M-1**
- 溶連菌 **M-2**

② GNR
- 大腸菌 **M-5**
- クレブシエラ
- プロテウス

③ 覚えておくべき無効な菌
- MRSA **M-1**
- 腸球菌

2 適応となる感染症

1) 皮膚軟部組織感染症，関節炎，骨髄炎 **F-8**

皮膚軟部組織感染症，関節炎，骨髄炎のほとんどは黄色ブドウ球菌 **M-1**，または溶連菌 **M-2** によるものです。CEZはいずれの菌にも感受性があります。

MRSA M-1 には感受性がないことに注意が必要です。 近年，問題となっているcommunity-acquired MRSA（CA-MRSA）の可能性をきちんと評価することが必要です。

2) 尿路感染症 **F-7**

小児尿路感染症の3大起炎菌である大腸菌 **M-5**，クレブシエラ，プロテウスのいずれにもほぼ感受性がありますが，empirical therapyに使うにはアンチバイオグラムを確認する必要があります。

CEZ耐性菌やESBL産生菌の頻度が低くない場合にはempirical
therapyには使えません。

3 投与量（表1）

表1 CEZ投与量

33mg／kg／dose　8時間ごと
重症の場合
50mg／kg／dose　8時間ごと

4 使用上の注意

アレルギーを除いて副作用は比較的少なく，安全に使用するこ
とができます。相互作用では，併用薬の作用・毒性を増強するも
のとして，ワルファリン（ワーファリン），利尿薬［フロセミド（ラ
シックス®）など］があります。

5 対応する内服薬

CEX（セファレキシン）

CEZと同等のスペクトラムを持ちます（表2）。

表2 CEX投与量

50mg／kg／day　分4
骨／関節感染症のとき
100mg／kg／day　分4

4 CMZ (セフメタゾール)

Key Points
- 多くのグラム陰性菌をカバー！
- 嫌気性菌もカバーしているので腹腔内感染症に使える！
- 軽症の ESBL 産生菌感染症でも使える！

広義の第2世代セフェム系抗菌薬は嫌気性菌カバーの有無でわけることができ，CMZは嫌気性菌カバーを持ちます。狭義にはセファマイシン系に分類され，独特な位置づけを持ちます。グラム陰性菌をよくカバーしており，尿路感染症で使われます。それに加えて，嫌気性菌カバーがあるために腹腔内感染症に使いやすく，腹腔内感染症や開腹手術時の予防投与として使われることがあります。

1 スペクトラム

CEZ **A-3** と同様に髄液移行性はないので髄膜炎には使えません。基本はグラム陰性菌のカバーになります。上述の嫌気性菌カバーに加えて，**ESBL産生菌にも感受性が残っていることがあるのが特徴**です。軽症のESBL産生菌感染症に使うことができます〔菌血症などの重症のESBL産生菌感染症は，MEPM（メロペネム）**A-6** を使用しなければなりません〕。ESBLと戦える数少ない抗菌薬のひとつなので，不必要に頻用することは慎みましょう。耐性菌と戦うための抗菌薬は貴重な財産です。

① GPC
- メチシリン感受性黄色ブドウ球菌（MSSA）**M-1**
- A群β溶血性レンサ球菌（GAS）**M-2**

② GNR

- 大腸菌 **M-5** （ESBL産生菌でもカバー）
- クレブシエラ
- プロテウス

③ 覚えておくべき無効な菌

- 腸球菌

2 適応となる感染症

1）尿路感染症 **F-7**

小児尿路感染症の3大起炎菌である大腸菌 **M-5** ，クレブシエラ，プロテウスのいずれにもほぼ感受性がありますが，empirical therapyに使うにはアンチバイオグラムを確認する必要があります。

ESBL産生菌もカバーできるのが最大のメリットなので，逆にESBL産生菌の頻度が少ない場合には他の薬剤を選択しましょう。

2）腹腔内感染症

グラム陰性菌＋嫌気性菌カバーのため，腹腔内感染症に使われることがあります。小児科領域では虫垂炎の保存的加療で使われます。

3 投与量（表1）

表1 CMZ投与量

33mg／kg／dose　8時間ごと

重症の場合
50mg／kg／dose　8時間ごとまで増量可

4 使用上の注意

アレルギーを除いて副作用は比較的少なく，安全に使用することができます。

5 CTX, CTRX
(セフォタキシム) (セフトリアキソン)

Key Points
▶「市中感染症に対する最終兵器」！
▶ 重症細菌感染, 呼吸器感染症, 尿路感染症が主なターゲット！
▶ CTRXは結石に注意！

ABPC (アンピシリン) **A-1** のグラム陰性菌のカバーが広がり, 小児科領域の市中感染症で問題となる菌のほぼすべてをカバーします。後述するMEPM **A-6** が「院内感染症に対する最終兵器」なのに対して, **CTX (セフォタキシム) やCTRX (セフトリアキソン) は「市中感染症に対する最終兵器」** です。そのため, 何でもかんでもCTX (ないしCTRX) ではいけません。

CTXとCTRXはまったく同じスペクトラムと活性を持ちます。2つの差は,「血中半減期」と「排泄経路」です。CTXは1日4回投与が基本ですが, CTRXは非常に半減期が長いのが特徴で1日1回投与が基本になります。CTXは腎排泄, CTRXは肝排泄の薬剤なので, それぞれの臓器の障害がある場合には注意が必要です。

CTX, CTRXのいずれも髄液を含めた組織移行性の良さから, 細菌性髄膜炎 **F-1** のkey drugとなります。

1 スペクトラム

① GPC

- MSSA **M-1**
- レンサ球菌 **M-2**
- 肺炎球菌 **M-3**

5 CTX, CTRX **159**

② GNR

- 大腸菌 **M-5**

- インフルエンザ菌 **M-6**

- サルモネラ **M-7**

- クレブシエラ，プロテウスなど

③ 覚えておくべき無効な菌

- 腸球菌

2 適応となる感染症

1) 細菌性髄膜炎 **F-1**

2) 敗血症 **F-2**

市中感染症における，重症細菌感染症の empirical therapy として使用されます。また髄液移行性が良いこともあり，細菌性髄膜炎に対する key drug です。

3) 急性中耳炎 **F-3**

4) 肺炎 **F-5**

呼吸器感染症の3大起炎菌である肺炎球菌，インフルエンザ菌，モラキセラをカバーしているため，使用されることがありますが第一選択の座は ABPC（アンピシリン）**A-1** に譲ります。これらの菌に対する ABPC との差は，PRSP **M-3** と BLNAR **M-6** への活性です。肺炎で重症度が非常に高い場合には初めから CTX や CTRX が選択されるのも許容されますが，あくまでも第一選択は ABPC です。

5) 尿路感染症 **F-7**

尿路感染症の3大起炎菌である大腸菌 **M-5**，クレブシエラ，プロテウスをカバーしているため，尿路感染症に対する empirical therapy として使用されることがあります。しかし，地域によっては第1世代や第2世代に分類されるセフェム系抗菌薬でも十分

にこれらの菌をカバーできていることが少なくありません。その
ため，地域のアンチバイオグラムを参照し，許容される範囲
でより狭域な薬剤を選択しましょう。

もちろん，肺炎と同じように重症度が非常に高い場合には初め
からCTXやCTRXも許容されます。

3 投与量（表1，2）

1) CTX

表1 CTX投与量

非髄膜炎	50mg／kg／dose　6時間ごと
髄膜炎	75mg／kg／dose　6時間ごと

2) CTRX

表2 CTRX投与量

非髄膜炎	60mg／kg／dose　24時間ごと
髄膜炎	60mg／kg／dose　12時間ごと

4 使用上の注意

1) 主な副作用

一般に安全な薬剤ですが，Ⅰ型アレルギーの有無は注意が必要
です。

2) 胆道結石

CTRXはカルシウムとキレートを形成し，結石を生じることが
あります。肝排泄の薬剤のため，胆道結石の頻度が高いですが，
時には尿路結石を生じることもあります。

3) 高ビリルビン血症（核黄疸）

CTRXは血清アルブミンと結合しているビリルビンを遊離させ，
核黄疸を生じさせるリスクがあるため，高ビリルビン血症のあ

る未熟児や新生児では禁忌とされています。そのため新生児〜早期乳児の empirical therapy では CTX を基本と考えたほうが無難です。

5 対応する内服薬

第3世代セフェム系抗菌薬に分類される内服薬は存在しますが，多くの問題点を持っています。

- スペクトラムが不必要に広い
- バイオアベイラビリティー（腸管での吸収効率）が非常に低い
- ピボキシル基を持っており，低カルニチン血症に伴う低血糖やけいれんなどのリスクがある

以上の点から，経口第3世代セフェム系抗菌薬の出番はまずありません。

いわゆる「風邪」に経口第3世代セフェム系抗菌薬を処方することは，いかなる理由でも正当化されません。

6 MEPM (メロペネム)

Key Points
▶「院内感染症に対する最終兵器」！
▶ MEPM が無効な菌を覚えよう！
▶ MEPM の適応を理解しよう！

β–ラクタム系の中の，カルバペネム系抗菌薬に分類される抗菌薬です。非常にスペクトラムが広い抗菌薬で，多くの薬剤耐性機構に対しても安定性があります。

CTX（セフォタキシム）**A-5** が「市中感染症に対する最終兵器」だったのに対して，**MEPM（メロペネム）は多くの薬剤耐性菌に対して安定した活性を持つために「院内感染症に対する最終兵器」としての位置づけを持ちます。**しかし，実臨床ではしばしば乱用されているのが実情です。本当に MEPM が必要な場面は限られています。

髄液を含めた組織移行性は比較的良好で，種々の感染症に使えます。ただし，繰り返しになりますが，あくまでも，院内感染症に対する"最終兵器"です。

1 スペクトラム

もちろんカバーできている菌を覚えるのも大切ですが，MEPM はスペクトラムが広く，最終兵器としての立ち位置から，"カバーできていない"菌を覚えておきましょう。

6 MEPM **163**

① GPC

- MSSA M-1
- レンサ球菌 M-2
- 肺炎球菌 M-3

GPCのカバーはありますが，GPCをターゲットとして使用する場面はほとんどありません。特に肺炎球菌は注意が必要で，地域，施設によって差はありますが，感受性率は70〜80%程度しかなく，肺炎球菌が起炎菌として想定されるときにempirical therapyとして使用するのは不適切です。

② GNR

- 大腸菌 M-5
- インフルエンザ菌 M-6
- 緑膿菌 M-9

ESBL産生菌やAmpC産生菌にも安定して使うことができます。

③ カバーしていない代表的な菌

- MRSA M-1
- 腸球菌
- マイコプラズマ M-10

2 適応となる感染症

1）起炎菌にグラム陰性菌が想定される敗血症

ICU内での院内感染症といった「起炎菌に薬剤耐性菌も含めたグラム陰性桿菌（GNR）が想定される敗血症」に対するempirical therapyとしてMEPMは良い適応です。

決して，「重症＝MEPM」ではありません。薬剤耐性菌が問題となることが少ない市中感染症ではMEPMの出番はほぼありません。たとえば市中肺炎であれば，重症であってもMEPMではなくCTX A-5 が選択されましたね。

2) MEPM以外に感受性のある抗菌薬がないグラム陰性菌感染症

薬剤耐性の問題で，MEPM以外に選択肢がない場合にはMEPMが選択されます。

3 投与量（表1）

表1 MEPM投与量

20mg／kg／dose　8時間ごと
重症の場合
40mg／kg／dose　8時間ごと　まで増量可

4 使用上の注意

一般に安全な薬剤です。

1) 主な副作用

①アレルギー

β–ラクタム系に分類されるため，他のβ–ラクタム系抗菌薬と交差アレルギーを生じる可能性があるため，注意しなければなりません。

②けいれん

初期のカルバペネム系抗菌薬と比較するとMEPMはけいれんを生じる頻度は高くありませんが，副作用としてけいれんがあることは認識しておかなければなりません。

2) 相互作用

併用薬の血中濃度を低下

・バルプロ酸

カルバペネム系抗菌薬そのものにも催けいれん性がありますが，バルプロ酸の血中濃度を低下させるため，内服薬には注意しなければなりません。

5 対応する内服薬

カルバペネム系に分類される内服薬は存在しますが，「適応となる感染症」を見て頂ければわかるように，その立ち位置からカルバペネム系の内服薬の出番はまずありません。それが必要になる場面は非常に例外的であり，筆者はそのような場面に出会ったことがありません。

7 VCM （バンコマイシン）

Key Points
▶ MRSA感染症のkey drug！
▶ MSSAに対してはCEZに劣る！
▶ 使用上の注意をよく読む！

抗MRSA薬の第一選択薬になります。他にも抗MRSA薬は存在しますが，まずはVCM（バンコマイシン）を使いこなせなければなりません。しかし，カルバペネム系抗菌薬（MEPM **A-6** など）に次いで不適切な処方が多い抗菌薬のひとつでもあります。適応をしっかり見きわめましょう。

使用上の注意がいくつかあります。繰り返しになりますが，**必ず使いこなせなければならない抗菌薬**ですので十分に理解しておきましょう。

髄液へも移行するので，炎症があれば，後述の通りペニシリン耐性肺炎球菌 **M-3** による髄膜炎 **F-1** ではCTX（セフォタキシム）やCTRX（セフトリアキソン）**A-5** と併用されます。

1　スペクトラム

①GPC

- ブドウ球菌 **M-1** （MRSA，MRCNSを含む）
- 肺炎球菌 **M-3** （PRSPを含む）
- その他，薬剤耐性のグラム陽性菌

②GNR

例外はありますが，「カバーなし」と記憶しておいて問題ありません。

2 適応となる感染症

1) 起炎菌としてMRSAやMRCNSが想定される場合

CRBSI **F-9** ではMRSA（methicillin-resistant *Staphylococcus aureus*）やMRCNS（methicillin-resistant coagulase negative staphylococci）は重要な起炎菌のひとつですので，CRBSIを疑った場合には，empiricalにVCMが使用されます。しかし，empirical therapyでMRSAやMRCNSをカバーする必要がある場面は多くありません。

皮膚軟部組織感染症などで，起炎菌としてブドウ球菌が想定される場合，empirical therapyではCEZ（セファゾリン）**A-3** が選択されます。と言うのも，後述の通り，VCMのMSSAに対する活性はCEZに劣るからです。

empirical therapyからVCMを選択するのは，MRSAが起炎菌として強く疑われる場合や重症度が非常に高い場合に限られます。CEZで治療を開始したものの，感受性結果が出るまでに局所所見や全身状態が増悪傾向にある場合には，VCMへのescalationが考慮されます。

2) 起炎菌としてペニシリン耐性肺炎球菌(PRSP)が想定される髄膜炎

PRSP性髄膜炎 **F-1** ではVCMとCTX（セフォタキシム）**A-5** を併用することがあります。髄液に比して薬剤移行性の良い中耳炎 **F-3** や肺炎 **F-5** では，たとえ起炎菌がPRSPだったとしても，原則としてVCMの適応とはなりません。

3) その他，上記の薬剤耐性グラム陽性菌が起炎菌の感染症

たとえば，腸球菌による感染性心内膜炎ではVCMが適応となりますが，単剤で使用するのではなく，シナジー効果を期待してGM（ゲンタマイシン）**A-8** を併用します。

3 投与量（表1）

表1 VCM投与量

15mg/kg/dose　6時間ごと

後述の通り，VCMは治療効果を得るためにはある一定のトラフ値を達成する必要があります。小児では上記投与量60mg/kg/dayでは十分なトラフ値が得られることは多くありません（15μg/mLのトラフ値を達成するには85mg/kg/dayの投与量が必要とする報告[1]もあります）。

しかし，副作用の観点から上記の投与量で開始し，血中濃度を見ながら調整するのが一般的です。

4 使用上の注意

ワンショットで投与できない，血中濃度モニタリングが必要，といった注意点があります。しかし，きちんと使いこなせなければならない薬剤の代表ですので，しっかり理解しましょう。

1）MSSAに対する使用

ブドウ球菌 **M-1** で記述の通り，MSSAにはCEZ **A-3** が適応となります。VCMはMSSAもカバーしていますが，治療効果ではCEZに劣ります。

2）血中濃度モニタリング

治療の観点，副作用予防の観点，いずれの意味でも血中濃度モニタリングが必要です。

VCMは時間依存性でありながらも，十分な治療効果を上げるには一定のAUC/MICが必要とされており，実臨床ではAUC/MICをトラフ値で代替します。**トラフ値＞15μg/mLが，目標とするAUC/MIC＞400に相当します。**

① 適応

4日以上使用することが予想される。

② トラフ値

- 目標：10〜15μg/mL（重症細菌感染症の場合，15〜20μg/mL）
- 3回目以降に測定する。
- 投与前30分以内に採血を行う。

3) 主な副作用

主な副作用として以下のものが挙げられます。

① red person症候群

VCMは60分以上かけて点滴しなければなりません。

VCMを急速に静注した場合，体幹上部を中心に，皮膚に膨疹や発赤がみられることがあります。これをred person症候群と呼び，VCMの持つヒスタミン遊離作用が原因とされています。アレルギー反応とは異なります。

投与時間を延長することで対応しますが，それでも反応が生じる場合には抗ヒスタミン薬を予防的に使って対応することがあります。

② 腎毒性

腎毒性はピーク濃度ではなく，トラフ値に依存します。トラフ値が20μg/mL以上となると，高率に腎障害が生じるとされています。

③ 耳毒性

耳毒性については血中濃度モニタリングの有用性は証明されておらず，耳毒性を予防するためのピーク濃度やトラフ値の推奨はありません。

④ その他

静脈炎を起こすことがあるため，5mg/mL以下の濃度に調製する必要があります。頻度は高くありませんが，長期の使用で好中球減少症を生じることがあるため注意が必要です。

4) 相互作用

それぞれの毒性を増強するリスクがあるため、腎毒性や耳毒性のある薬剤（アミノグリコシド A-8 など）との併用は注意を要します（禁忌ではありません）。

NSAIDsはVCMの血中濃度を上昇させることがあります。

further readings

→ 1) Eliland LS, et al：Assessment of vancomycin dosing and subsequent serum concentrations in pediatric patient. Ann Pharmacother. 2011；45(5)：582-9.

8 GM（ゲンタマイシン）

Key Points
- ▶髄液，肺，膿瘍には移行しない！
- ▶重症のグラム陰性菌感染症のempirical therapyに！
- ▶1日1回投与が基本！

緑膿菌を含むグラム陰性菌をカバーしているのが特徴です。**髄液，肺，膿瘍への移行は非常に悪いです**。緑膿菌感染症だからといって，いつでも使えるわけではありません。

重篤な副作用を生じうるため**血中濃度モニタリングが必須**ですが，その副作用により日常的に頻用される抗菌薬ではないため，感受性が残っていることが多いのも利点です。

1 スペクトラム

①GPC
- 基本的にはカバーなし
- 腸球菌，メチシリン感受性黄色ブドウ球菌（MSSA） M-1 ，A群β溶血性レンサ球菌（GAS） M-2 の感染症で，他の抗グラム陽性菌抗菌薬と併用されることがあります。

②GNR
- 緑膿菌 M-9
- 大腸菌 M-5
- クレブシエラ
- プロテウス

③その他
- 感受性があればESBL産生菌にも使用可能

2　適応となる感染症

1) 尿路感染症 F-7

小児尿路感染症の3大起炎菌である大腸菌 M-5 ，クレブシエラ，プロテウスに加えて，緑膿菌 M-9 もカバーしています。そのため，グラム陰性菌による院内感染症に適しています。

ICUでは動脈ラインや中心静脈カテーテルが留置されていることが多く，採血がしやすいために，GM（ゲンタマイシン）を使用するときに障壁となる血中濃度モニタリングが容易であることもメリットになります。

2) CRBSI F-9

CRBSIなどの院内感染症では緑膿菌を含むグラム陰性菌が考慮されます。そのためempirical therapyとしてGMは良い適応となります。起炎菌が判明すれば，より狭域で，より副作用の少ない抗菌薬にde-escalationします。

3　投与量（表1）

濃度依存性のため，PK/PD理論からは**1日1回投与が望ましい**です。また後述の副作用の観点からも1日1回投与が推奨されます。例外的に心外膜炎のときには分割投与が推奨されています。

表1　GM投与量

5.0〜7.5mg/kg/dose　24時間ごと
心外膜炎の場合
2mg/kg/dose　8時間ごと

4　使用上の注意

その重篤な合併症から避けられる傾向にありますが，実際には

副作用出現の頻度は多くなく，しっかり血中濃度モニタリングをすれば安全に使用することができます。

併用薬との相互作用には注意が必要です。

1) 血中濃度モニタリング

後述の通り，重篤な合併症を引き起こす可能性があり，血中濃度モニタリングは必須です。

① ピーク濃度

- 目標：5〜10μg/mL
- 3回目以降に測定する
- 30分で投与し，投与終了後30分に採血を行う

② トラフ値

- 目標：2μg/mL以下
- 3回目以降に測定する
- 投与前30分以内に採血を行う

2) 主な副作用

① 腎毒性

発生頻度は0〜50％と様々です。VCM（バンコマイシン）**A-7** や非ステロイド性抗炎症薬（NSAIDs）など他の腎毒性を持つ薬剤との併用で，その腎毒性を増強させることがあります。GM単独では腎毒性は生じないとする意見もありますが，十分に注意したほうがよいでしょう。腎毒性はトラフ値が関連しているとされており，1日1回投与が優れるとする根拠のひとつです。投与5〜7日で，尿量の低下なく血清クレアチニン値が上昇するのが特徴的です。

② 耳毒性

蝸牛障害，前庭神経障害のいずれも生じる可能性があります。遺伝的要因のほか，投与期間や総投与期間が関連しているとされていますが，血中濃度モニタリングでの予防は困難です。

9 CAM, AZM
(クラリスロマイシン)(アジスロマイシン)

Key Points
- ▶第一選択となることは多くありません！
- ▶細胞内寄生菌と戦うときには第一選択となります！
- ▶QT延長症候群には注意が必要です！

マクロライド系抗菌薬は，本来は比較的広域なスペクトラムを持っており有用な抗菌薬でしたが，わが国では乱用されてきた経緯から耐性化が深刻です。マクロライド系抗菌薬の感受性があっても他に最適な抗菌薬がある場合が多く，**第一選択となることは多くはありません**。

細胞内に能動的に取り込まれることから細胞内の薬物濃度が高くなるのが特徴で，細胞内寄生菌への活性が優れており，細胞内寄生菌による感染症では第一選択となりえます。

いずれも内服薬で，腸管吸収効率は問題ありません。

1 スペクトラム

以下の菌をカバーしますが，CAM（クラリスロマイシン）はAZM（アジスロマイシン）に比較してグラム陰性菌や細胞内寄生菌への活性が弱いです。CAMが積極的に選択されるのは百日咳のみです。

1) GPC

- 肺炎球菌 M-3

  感受性はありますが，耐性化が進んでおり，第一選択とはなりません。

2) GNR

- 百日咳菌 **M-4**
- インフルエンザ菌 **M-6**

  肺炎球菌と同様に，感受性はありますが，第一選択とはなりません。

- カンピロバクター **M-8**

  カンピロバクターには有効なことが多いですが，同じく細菌性腸炎を生じるサルモネラには無効なことが多いです。

3) その他（細胞内寄生菌）

- マイコプラズマ **M-10**
- クラミジア
- レジオネラ

  細胞内に能動的に取り込まれるために，これら細胞内寄生菌によく効きます。AZMの持つ半減期の長さも，細胞内寄生菌への有効性に寄与しています。

2 適応となる感染症

1) 非定型肺炎 **F-5**

マイコプラズマ **M-10** をはじめとした細胞内寄生菌をカバーしており，非定型肺炎に使用されます。しかし，マイコプラズマ肺炎は自然治癒傾向の強い疾患であり，耐性菌出現を防ぐためにも適応については十分に検討しましょう。

2) カンピロバクター腸炎 **F-6**

本当に抗菌薬が必要かは別に考える必要があります。詳細はカンピロバクター **M-8** を参照して下さい。

3) 百日咳 **F-4**

3 投与量 (いずれも内服薬) (表1)

表1 CAM，AZM投与量

CAM	10～15mg/kg/day　分2
AZM	10mg/kg/day　分1

4 使用上の注意

副作用は比較的少なく，安全に使用することができますが，QT延長症候群のリスクがあることは十分に理解しておかなければなりません。

併用禁忌，併用注意の薬剤が多くあるので，処方の前には必ず併用薬を確認しましょう。

1) 頻度の高い副作用

消化器症状，頭痛，めまい

2) QT延長症候群

マクロライド系抗菌薬の重要な副作用がQT延長症候群です。先天性QT延長症候群のある児やQT延長症候群をきたしうる他の薬剤を使用中の児では特に注意が必要です。時に致死的となるtorsades de pointes (TdP) を生じえます。

3) 相互作用

① CAMと併用禁忌

ピモジド，タダラフィル

② CAMと併用注意

テオフィリン，Ⅰa群・Ⅲ群の抗不整脈薬，スルホニルウレア (SU) 薬，ジゴキシン，Ca拮抗薬，ベンゾジアゼピン系，ワルファリン，フェンタニル，RFP (リファンピシン)

③AZMと併用注意

ジゴキシン，ワルファリン

4) その他

他のマクロライド系抗菌薬の内服薬は食事の影響で消化管から
の吸収が低下するため空腹時の服用が原則となっていますが，
AZMは食事の影響を受けないため空腹時以外の服用でもかまい
ません。

10 ST合剤

Key Points
- ▶とっても優秀な2番手！
- ▶投与量の計算に注意が必要！
- ▶投与前には必ず併用薬を確認！

日本ではST（またはST合剤）と略されますが，欧米ではTMP/SMXやTSと表記されます。スルファメトキサゾールとトリメトプリムからなる合剤で，5：1の比で配合されています。それぞれ葉酸代謝を2つの異なる段階で阻害することで抗菌作用を発揮します。

いまいち影の薄い抗菌薬ですが，実は多くのグラム陽性球菌（GPC），グラム陰性桿菌（GNR）に感受性を持っています。第一選択薬とはならなくとも，**第一選択薬が耐性やアレルギーといった原因で使えないときに，多くの場面で次の選択肢となりうる優秀な薬です**。STが第一選択となる例には，*Pneumocystis jirovecii*，*Serratia marcescens*，*Stenotrophomonas maltophilia*などが挙げられます。

消化管からの吸収が良く，内服でもほぼすべてが吸収されます。各組織への移行性も良好で，髄液，関節液，中耳などでも十分な薬物濃度が得られます。

1 スペクトラム

1) GPC

- 黄色ブドウ球菌〔感受性があればメチシリン耐性黄色ブドウ球菌（MRSA）にも使えます〕 **M-1**

- レンサ球菌 **M-2**
- 肺炎球菌 **M-3**

2) GNR
- 大腸菌 **M-5**
- インフルエンザ菌 **M-6**
- モラキセラ

3) 主な無効な菌
- 腸球菌
- 緑膿菌 **M-9**
- 嫌気性菌

2 　適応となる感染症

1) 皮膚軟部組織感染症 **F-8**

皮膚軟部組織感染症のほとんどは黄色ブドウ球菌 **M-1**，またはレンサ球菌 **M-2** によるものです。STはいずれの菌にも感受性があります。

あくまでも皮膚軟部組織感染症の第一選択はCEZ（セファゾリン） A-3 ですが，STの利点はMRSA M-1 にも感受性があることです。 近年，問題となっているcommunity-acquired MRSA（CA-MRSA）はST感受性であることが少なくなく，VCM（バンコマイシン） **A-7** との比較試験でも治療効果は同等であったと報告されています（菌血症を除く）。

アレルギーなどの理由でCEZ **A-3** が使えない場合，MRSAによる場合，次に考慮すべきはSTです。

2) 尿路感染症 **F-7**

小児尿路感染症の3大起炎菌である大腸菌 **M-5**，クレブシエラ，プロテウスのいずれにも感受性がありますが，耐性が問題になりつつあるので**発熱性尿路感染のempirical therapyにはやや使いに**

くいです。起炎菌が同定され，STに薬剤感受性があることが判明すれば十分に活躍できますが，第一選択となることはありません。**下部尿路感染については第一選択薬としてもかまいません。**というのも，STは腎排泄のために尿中濃度が十分に高くなることに加えて，尿の洗い流し効果のために，たとえST耐性菌によるものであっても治療できることが少なくないからです。

反復性尿路感染の再発予防に用いられることが稀ならずあります。詳細は尿路感染症 **F-7** の項をご参照下さい。

3) 呼吸器感染症 F-5

小児市中肺炎の3大起炎菌である，肺炎球菌 **M-3**，インフルエンザ菌 **M-6**，モラキセラのいずれにも感受性があります。

前述の通り，**肺炎治療の基本は高用量のABPC（アンピシリン） A-1 で**す。肺炎治療はより狭域な抗菌薬から始めるのが基本ですので，STがABPCに取って代わって第一選択となることはありませんが，**ペニシリンアレルギーのある患児ではempirical therapyでSTを使うというのもありです。**尿路感染症と同様に耐性が問題になりつつあるので，地域，施設のアンチバイオグラムを確認しましょう。

ABPCも同様ですが，**マイコプラズマ M-10 には感受性がないので非定型肺炎が疑われるときは注意が必要です。**

4) その他

骨，関節液への移行も良好なので，関節炎や骨髄炎 **F-8** でも使用できます。

---

3 投与量（表1）

合剤なので投与量の換算には注意が必要です。一般的に「トリメトプリムとして」で換算します。バクタ®細粒1g，バクタ®錠1錠，バクトラミン®注1アンプル（5mL），いずれもそれぞれト

リメトプリムが80mg含まれているので，**表1**のような計算になります。

処方の前には投与量を必ず検算しましょう。

表1 ST合剤の投与量

内服	
トリメトプリムとして バクタ®顆粒 バクタ®錠	8〜12mg／kg／day　分2 0.1〜0.15g／kg／day　分2 0.1〜0.15錠／kg／day　分2
注射	
トリメトプリムとして バクトラミン®注	4〜6mg／kg／dose　12時間ごと 0.25〜0.375mL／kg　12時間ごと

4　使用上の注意

併用薬との相互作用には注意を要しますが，副作用は比較的少なく，安全に使用することができます。

1) 禁忌

- 生後2か月未満の乳児：アルブミンと結合することで，アルブミンと結合していたビリルビンを遊離させ，アンバウンドビリルビン値が上昇し，核黄疸のリスクとなるため，生後2か月未満の乳児には禁忌です。
- 妊婦，授乳婦：胎盤や母乳へも移行性が良いので，妊婦や授乳婦にも原則禁忌です。

2) 主な副作用

- 消化器症状：悪心・嘔吐，下痢，肝機能障害
- 皮疹：種々の皮疹が生じますが，アレルギー反応の場合とそうでない場合があり，脱感作が可能なことがあります。脱感作の詳しい方法については成書をご参照下さい。
- 相互作用：併用薬の作用・毒性を増強。ワルファリン，SU薬，フェニトイン，ジゴキシン，メトトレキサートなど。

further readings

1) Masters PA, et al：Trimethoprim-Sulfamethoxazole Revisited. Arch Intern Med. 2003；163(4)：402-10.

2) Paul M, et al：Trimethoprim-sulfamethoxazole versus vancomycin for severe infections caused by meticillin resistant *Staphylococcus aureus*：randomised controlled trial. BMJ. 2015；350：h2219.

抗菌薬投与量一覧：新生児

		体重2,000g以下			
		日齢0～7		日齢8～28	
A-1	ABPC（その他）	50mg／kg	12時間ごと	50mg／kg	8時間ごと
	ABPC（GBS髄膜炎）	75mg／kg	6時間ごと	75mg／kg	6時間ごと
A-2	—				
A-3	CEZ	25mg／kg	12時間ごと	25mg／kg	12時間ごと
A-4	—				
A-5	CTX	50mg／kg	12時間ごと	50mg／kg	8時間ごと
A-6	MEPM（非髄膜炎）	20mg／kg	12時間ごと	20mg／kg	8時間ごと
	MEPM（髄膜炎）	40mg／kg	8時間ごと	40mg／kg	8時間ごと
A-8	GM	5mg／kg	48時間ごと	5mg／kg	36時間ごと
A-9	—				
A-10	—				

		在胎28週以下			在胎28週を超える		
		血清クレアチニン値（mg／dL）					
A-7	VCM（初回投与計画）（mg／kg）	<0.5	7.5	12時間ごと	<0.7	7.5	12時間ごと
		0.5～0.7	20	24時間ごと	0.7～0.9	20	24時間ごと
		0.8～1.0	15	24時間ごと	1～1.2	15	24時間ごと
		1.1～1.4	10	24時間ごと	1.3～1.6	10	24時間ごと
		1.4<	15	48時間ごと	1.6<	15	48時間ごと

体重2,000gを超える			
日齢0〜7		日齢8〜28	
50mg/kg	8時間ごと	50mg/kg	6時間ごと
75mg/kg	6時間ごと	75mg/kg	6時間ごと
25mg/kg	12時間ごと	25mg/kg	8時間ごと
50mg/kg	12時間ごと	50mg/kg	8時間ごと
20mg/kg	8時間ごと	30mg/kg	8時間ごと
40mg/kg	8時間ごと	40mg/kg	8時間ごと
4mg/kg	24時間ごと	4mg/kg	24時間ごと

抗菌薬投与量一覧：静注薬

		一般名	主な商品名
A-1	ABPC	アンピシリン	ビクシリン
	ABPC/SBT	アンピシリン／スルバクタム	ユナシン
A-2	PIPC	ピペラシリン	ペントシリン
	PIPC/TAZ	ピペラシリン／タゾバクタム	ゾシン
A-3	CEZ	セファゾリン	セファメジン
A-4	CMZ	セフメタゾール	セフメタゾン
A-5	CTX	セフォタキシム	セフォタックス
	CTRX	セフトリアキソン	ロセフィン
A-6	MEPM	メロペネム	メロペン
A-7	VCM	バンコマイシン	塩酸バンコマイシン
A-8	GM	ゲンタマイシン	ゲンタシン
A-9	—		
A-10	ST	スルファメトキサゾール・トリメトプリム	バクトラミン

TDM：therapeutic drug monitoring

抗菌薬投与量一覧：内服薬

		一般名	主な商品名
A-1	AMPC	アモキシシリン	ワイドシリン
	AMPC/CVA	アモキシシリン／クラブラン酸	クラバモックス
A-2	—		
A-3	CEX	セファレキシン	ケフレックス
A-4	—		
A-5	—		
A-6	—		
A-7	—		
A-8	—		
A-9	CAM	クラリスロマイシン	クラリス
	AZM	アジスロマイシン	ジスロマック
A-10	ST	スルファメトキサゾール・トリメトプリム	バクタ

	投与量		備考
非髄膜炎	50mg/kg	6時間ごと（1日4回）	
髄膜炎	100mg/kg	6時間ごと（1日4回）	
ABPCとして	50mg/kg	6時間ごと（1日4回）	
ABPC/SBTとして	75mg/kg	6時間ごと（1日4回）	
	100mg/kg	6時間ごと（1日4回）	
PIPCとして	75mg/kg	6時間ごと（1日4回）	
PIPC/TAZとして	約84mg/kg	6時間ごと（1日4回）	
	33～50mg/kg	8時間ごと（1日3回）	
	33～50mg/kg	8時間ごと（1日3回）	
非髄膜炎	50mg/kg	6時間ごと（1日4回）	
髄膜炎	75mg/kg	6時間ごと（1日4回）	
非髄膜炎	60mg/kg	24時間ごと（1日1回）	
髄膜炎	60mg/kg	12時間ごと（1日2回）	
	20～40mg/kg	8時間ごと（1日3回）	
	15mg/kg	6時間ごと（1日4回）	TDM必要
	5～7.5mg/kg	24時間ごと（1日1回）	TDM必要
TMPとして	5mg/kg	12時間ごと（1日2回）	

	投与量	
	40～90mg/kg/day	分3
ABPCとして	60～90mg/kg/day	分2
	50mg/kg/day	分4
骨/関節感染症	100mg/kg/day	分4
	10～15mg/kg/day	分2
	10mg/kg/day	分1
TMPとして	10mg/kg/day	分2

主な相互作用一覧

			薬剤	作用
A-1	ABPC	併用注意	メトトレキサート	メトトレキサートの血中濃度の上昇
	ABPC/SBT	併用注意	メトトレキサート	メトトレキサートの血中濃度の上昇
	AMPC	併用注意	メトトレキサート	メトトレキサートの血中濃度の上昇
	AMPC/CVA	併用注意	メトトレキサート	メトトレキサートの血中濃度の上昇
A-2	PIPC	併用注意	メトトレキサート	メトトレキサートの血中濃度の上昇
	PIPC/TAZ	併用注意	メトトレキサート	メトトレキサートの血中濃度の上昇
A-3	CEZ	併用注意	利尿薬	腎障害のおそれ
	CEX		（報告なし）	
A-4	CMZ	併用注意	利尿薬	腎障害のおそれ
A-5	CTX	併用注意	利尿薬	腎障害のおそれ
	CTRX	併用注意	利尿薬	腎障害のおそれ
		併用禁忌	Ca静注製剤	沈殿物形成
A-6	MEPM	併用禁忌	バルプロ酸	バルプロ酸の血中濃度の低下
A-7	VCM	併用注意	腎毒性薬物	腎毒性の増強
		併用注意	NSAIDs	VCMの血中濃度の上昇
		併用注意	チオペンタール	ヒスタミン遊離作用の増強
A-8	GM	併用注意	腎毒性薬物	腎毒性の増強
		併用注意	耳毒性薬物	耳毒性の増強
		併用注意	フロセミド	腎毒性・耳毒性の増強
		併用注意	NSAIDs	GMの血中濃度の上昇, 腎毒性の増強
		併用注意	硫酸マグネシウム	神経筋ブロックが増強される
A-9	CAM	併用禁忌	ピモジド	QT延長, 心室性不整脈など
		併用禁忌	タダラフィル	タダラフィルの血中濃度の上昇
		併用注意	テオフィリン	テオフィリンの血中濃度の上昇
		併用注意	Ia群・Ⅲ群の抗不整脈薬	不整脈心毒性の増強
		併用注意	スルホニルウレア(SU)薬	SU薬の血中濃度の上昇
		併用注意	ジゴキシン	ジゴキシンの血中濃度の上昇
		併用注意	Ca拮抗薬	Ca拮抗薬の血中濃度の上昇
		併用注意	ベンゾジアゼピン系	ベンゾジアゼピン系の血中濃度の上昇
		併用注意	ワルファリン	ワルファリンの血中濃度の上昇
		併用注意	フェンタニル	フェンタニルの血中濃度の上昇
		併用注意	リファンピシン	CAMの血中濃度の低下
	AZM	併用注意	ジゴキシン	ジゴキシンの血中濃度の上昇
		併用注意	ワルファリン	ワルファリンの血中濃度の上昇
A-10	ST	併用注意	メトトレキサート	葉酸拮抗作用の増強 （汎血球減少の出現など）
		併用注意	ワルファリン	ワルファリンの作用増強
		併用注意	フェニトイン	フェニトインの作用増強
		併用注意	スルホニルウレア(SU)薬	SU薬の作用増強
		併用注意	ジゴキシン	ジゴキシンの血中濃度の上昇

索引

数字

I型アレルギー **149**, **152**, **161**

欧文

A

A群β溶血レンサ球菌 **115**

ABPC **40**, **48**, **67**, **68**, **106**, **117**, **120**, **126**, **131**, **134**, **160**, **181**

ABPC/SBT **58**, **67**, **68**

AIMS **11**

AMPC **48**, **57**, **82**, **117**, **149**

AMPC/CVA **48**, **82**, **149**

AmpCβ-ラクタマーゼ **127**, **140**

AUC/MIC **169**

AZM **67**, **69**, **123**, **137**, **143**

B

β溶血性 **125**

β-ラクタマーゼ陰性ABPC耐性
インフルエンザ菌 **130**

β-ラクタマーゼ陽性ABPC耐性
インフルエンザ菌 **130**

β-ラクタマーゼ陽性AMPC/
CVA耐性インフルエンザ菌
130

B群β溶血レンサ球菌 **115**

bacterial translocation **42**

BLNAR：β-lactamase-
negative ampicillin-
resistant **68**, **130**

BLPACR：β-lactamase-
negative amoxicillin/
clavulanate-resistant **130**

BLPAR：β-lactamase-
positive ampicillin-
resistant **68**, **130**

Bordetella pertussis **122**

C

Ca拮抗薬 **177**

CAM **67**, **69**, **123**, **143**

Campylobacter fetus **135**

Campylobacter jejuni **135**

CA-MRSA：community-
acquired MRSA **113**, **154**, **180**

CCL **91**

Centor criteria **52**

CEX **57**, **82**, **91**

CEZ **80**, **91**, **92**, **114**, **126**, **168**

CFPM **99**

clinical dehydration scale **71**

CMZ **80**, **126**

CNS：coagulase-negative
Staphylococci **110**

community-acquired
infection **118**, **128**

CRBSI：catheter related
blood stream infection **173**

――のempirical therapy **99**

――の予後 **101**

CRP **5**, **29**, **87**, **93**
CRT：capillary refill time **35**
CTRX **40**, **48**, **76**, **80**, **120**, **131**, **134**
CTX **40**, **68**, **76**, **80**, **106**, **120**, **126**, **131**, **134**, **168**

D

de-escalation **5**, **77**
definitive therapy **5**, **77**
differential time to positive **97**

E

early-onset **104**
early stylet removal **23**
empirical therapy **4**, **77**
ESBL：extended-spectrum β-lactamase **126**, **140**
escalation **168**

G

GAS：group A *Streptococcus* **115**
GBS：group B *Streptococcus* **91**, **115**
──における抗菌薬投与量 **117**
Geckler 分類 **63**
GM **81**, **106**, **139**, **168**
GPC chain **111**
GPC cluster **111**
Guillain-Barré 症候群 **73**

H

HA-MRSA **113**

I

IVIG **41**

K

Kingella kingae **91**

L

LAMP 法 **142**
Lancefield 分類 **115**
late-onset **104**
late, ── **105**
Lemierre's syndrome **55**
Ludwig's angina **55**

M

MDRP：multi drug-resistant *Pseudomonas aeruginosa* **140**
MEPM **40**, **67**, **81**, **126**, **139**
MIC 値 **16**
Miller & Jones 分類 **62**
MINO **143**
MRCNS：methicillin-resistant coagulase negative staphylococci **168**
MRS：methicillin-resistant Staphylococci **112**
MRSA：methicillin-resistant *Staphylococcus aureus* **91**, **113**, **138**, **164**, **168**
Mycoplasma pneumoniae **141**

N

NSAIDs **171**
NTHi：nontypeable *H. influenzae* **128**

O

oral switch **5**, **77**, **93**
ORT：oral rehydration therapy **74**

P

paradoxical irritability **21**
PAT：Pediatric Assessment Triangle **15**

PICC：peripherally inserted central catheter **95**
PIPC **40**, **81**
PIPC／TAZ **67**, **139**
pneumolysin **119**
PRSP：penicillin-resistant *Streptococcus pneumoniae* **27**, **68**, **168**

Q
QT延長症候群 **177**

R
red person症候群 **170**
RFP **120**, **177**

S
Salmonella typhi, Salmonella paratyphi **132**
sepsis **31**
severe —— **34**
sick contact **13**
SIRS：systemic inflammatory response syndrome **31**, **32**
SIRS基準 **34**
Goldsteinの—— **33**
Nakagawa & Shimeの呼吸数の—— **34**
PALSガイドラインの血圧—— **34**
ST **82**, **114**, **134**
staccato **122**
Staphylococcus aureus **110**
Staphylococcus epidermidis **110**
Streptococcus agalactiae **115**
Streptococcus pyogenes **115**
SU（スルホニルウレア）薬 **177**, **182**

T
torsades de pointes **177**
toxic appearance **20**

V
VCM **40**, **58**, **91**, **92**, **99**, **114**, **120**
VCUG：voiding cystourethrography **83**

W
whoop **122**

Z
zone edge test **113**

和 文

あ
アセトアミノフェン **47**
アモキシシリン **149**
アモキシシリン／クラブラン酸 **149**
アンチバイオグラム **8**
亜硝酸塩 **78**

い
インフルエンザ菌 **181**
咽後膿瘍 **148**
咽頭痛 **53**

え
壊死性筋膜炎 **85**
栄養療法 **41**
嚥下痛 **53**

お
黄色ブドウ球菌 **110**
黄疸 **77**, **152**

か
カテーテル関連感染 **96**
——の分類 **97**
カテーテル関連血流感染の診断基準 **98**

カテーテル尿 **79**
カテーテル抜去の適応 **100**
カンジダ **99**
カンピロバクター腸炎 **176**
化膿性関節炎 **92**
化膿性血栓性静脈炎 **101**
喀痰採取の適応 **62**
関節液の検査所見 **88**
関節炎 **154**
　　——の empirical therapy **91**
関節炎，骨髄炎の起こりやすい
　　部位 **86**
感染巣コントロール **41**

き
急性中耳炎 **147**, **160**
　　——の empirical therapy **48**
　　——の定義 **44**
胸部 X 線の異常所見 **68**
菌血症 **32**, **36**

く
クリーンキャッチ尿 **79**

け
経口補水療法 **74**
経静脈輸液の適応 **75**
経腸栄養 **42**
頸部の断面図 **54**
痙攣 **165**
血液培養 **35**, **96**, **103**
　　——のプラクティス **36**
検査前確率 **61**

こ
コアグラーゼ陰性ブドウ球菌 **110**
コンタミネーション **36**, **112**
鼓膜の診かた **46**
抗菌薬ロック療法 **99**

抗不整脈薬 **177**
骨シンチグラム検査 **89**
骨髄炎 **154**
　　——の empirical therapy **92**
　　血行性—— **87**

さ
サルモネラによる胃腸炎の抗菌薬
　　投与量 **134**
サルモネラによる腸管外感染症の
　　empirical therapy **76**
細菌性髄膜炎 **160**
　　——の empirical therapy **27**
細菌性肺炎 **12**
最小発育阻止濃度 **16**

し
ジゴキシン **177**, **178**, **182**
歯牙黄染 **143**
視診 **14**
市中感染 **128**
耳鏡 **46**
耳毒性 **170**, **174**
初期治療の達成目標 **39**
消化器症状 **177**, **182**
静脈炎 **170**
侵襲性感染症の抗菌薬投与量
　　131
滲出性中耳炎 **45**
新生児感染症 **148**
　　——の empirical therapy
　　106
身体診察 **13**
心内膜炎 **101**
人工乳 **74**
腎毒性 **170**, **174**
腎膀胱エコー **82**

す

ステロイド **41**
頭痛 **177**
髄液シャント **26**
髄液所見 **24**

せ

赤沈 **87, 93**
癤 **85**
全身状態不良 **20**

た

タダラフィル **177**
脱水の程度の評価 **71**
胆道結石 **161**
丹毒 **85**

ち

中心静脈カテーテル **95**
虫垂炎 **157**
腸球菌 **157, 160, 164**
腸内細菌科 **125**
腸内細菌叢 **125**
聴力障害 **30**

て

テオフィリン **177**
デキサメタゾン **28, 121**
低血糖 **38**

と

トラフ値 **169, 174**

な

内服スイッチ **6**
難聴 **45**

に

入院適応 **65**
乳糖発酵性 **125**
尿道カテーテル関連感染症 **81**
尿培養 **103**

尿路感染症 **12, 148, 154, 157,**
160, 173, 180
——の empirical therapy **80**
——の経口抗菌薬 **82**
尿路結石 **161**

の

膿痂疹 **85**

は

バッグ尿 **79**
バルプロ酸 **165**
肺炎 **147, 160**
——の empirical therapy **67**
——の起炎微生物 **60**
肺炎球菌 **91, 181**
——感染症の抗菌薬投与量
120
——の薬剤感受性 **121**
敗血症 **160**
——の抗菌薬投与量 **40**
——の定義 **31**
排尿時膀胱尿道造影 **83**
白血球エステラーゼ **78**
白血球数 **29**

ひ

ビリルビン **182**
ピーク濃度 **174**
ピモジド **177**
皮疹 **182**
皮膚軟部組織感染症 **154, 180**
——の empirical therapy **91**
非侵襲性インフルエンザ菌感染症
の抗菌薬投与量 **131**
非定型肺炎 **176**
百日咳 **176**
——の抗菌薬投与量 **123**

表皮ブドウ球菌 **110**
病歴聴取 **13**

ふ

フェニトイン **182**
フェンタニル **177**
フロセミド **155**
ブドウ糖発酵性 **139**
ブレイクポイント **16**
プロカルシトニン **35**
腹腔内感染症 **157**
分離培地 **112**

へ

ベンゾジアゼピン系 **177**
ペニシリナーゼ **113**
ペニシリン耐性肺炎球菌 **27, 68, 168**
扁桃周囲膿瘍 **148**
扁桃周囲膿瘍, 咽後膿瘍の empirical therapy **58**
便培養の適応 **72**

ほ

母乳 **74, 182**
蜂窩織炎 **85**

ま

マイコプラズマ **69, 164**
　　——における抗菌薬投与量 **143**
末梢静脈カテーテル **95**

め

めまい **177**
メチシリン耐性黄色ブドウ球菌 **113**
メチシリン耐性ブドウ球菌 **112**
メトトレキサート **182**

免疫グロブリン大量静注療法 **41**

も

モラキセラ **181**
毛包炎 **85**

や

薬剤感受性試験 **16**
薬剤耐性菌 **40**

ゆ

輸液 **137**

よ

癰 **85**
腰椎穿刺 **103**
　　——の適応と禁忌 **22**
溶連菌 **115**
　　——における抗菌薬投与量 **117**
　　——の検査 **55**
　　——のマクロライド耐性率 **57**
溶連菌性咽頭炎 **148**
　　——の empirical therapy **57**
　　——／扁桃炎 **52**

り

リステリア髄膜炎 **27**
粒子凝集（PA）**142**
緑膿菌
　　——カバー **150**
　　——感染症 **151**
　　——における抗菌薬投与量 **139**
淋菌 **91**

れ

レンサ球菌の分類 **116**

わ

ワルファリン **155, 177, 178, 182**

監修

笠井正志 (かさい まさし)
兵庫県立こども病院 感染症科科長

一般社団法人こどものみかた 副代表理事

1998(平成10)年，富山大学医学部卒業。淀川キリスト教病院で初期研修と小児科修練を行う。その後小児集中治療の現場で，感染症の師として青木眞先生，齋藤昭彦先生，大曲貴夫先生に私淑しつつほぼ独学で感染症を学びつつ実践し，公私ともに志馬伸朗先生にご指導頂き，現在に至る。

『HAPPY！こどものみかた』(日本医事新報社) の共同編者である児玉和彦先生との出会いにより，病歴聴取や身体診察など小児診療の基本の大切さと勉強不足に気づき，ワークショップや講演会など児玉先生と一緒に教えながら学ぶことを「趣味」にしています。すべての小児に関わる医療現場が「こどもに優しい診療」を実践できるように，すべての小児に関わる医療関係者を応援し続けます。

著

山本啓央 (やまもと ひろお)
静岡県立こども病院 総合診療科

2012(平成24)年，大阪市立大学卒業。神戸市立医療センター中央市民病院で小児科研修を行い，国立成育医療研究センター救急診療科を経て，2018年より現職。神戸市立医療センター中央市民病院小児科在籍時に笠井正志先生から小児感染症の指導を受ける。

感染症，救急，医学教育，リスクコミュニケーションを自分の専門に掲げるため，研鑽に努めています。general pediatric physicianとして，こどもの最善の利益を追求し，日々奮闘中です。ぜひ，ともに学びましょう。

加藤宏樹 (かとう ひろき)
国立成育医療研究センター 手術集中治療部

2010(平成22)年，群馬大学医学部卒業。船橋市立医療センターで初期研修，国立成育医療研究センター総合診療部で後期研修を行う。2014年国立成育医療研究センターチーフレジデント，2015年神戸市立医療センター中央市民病院小児科スタッフを経て，2017年より現職。国立成育医療研究センター在籍時に宮入烈先生，神戸市立医療センター中央市民病院在籍時に笠井正志先生から小児感染症の指導を受ける。

臨床で感じた「疑問」を大切にしながら，大好きな分野である「小児感染症」と「小児集中治療」を日々勉強中です。この本を通じて一人でも多くの小児科医が感染症に興味を持ってくれることを願っています。

これだけ！知っておきたい

こどもの感染症
10×3 ジュウカケサン

定価（本体 3,000 円＋税）
2018 年 4 月 30 日 第 1 版

監　修　笠井正志
発行者　梅澤俊彦
発行所　日本医事新報社　www.jmedj.co.jp
　　　　〒101-8718　東京都千代田区神田駿河台 2-9
　　　　電話（販売）03-3292-1555　（編集）03-3292-1557
　　　　振替口座　00100-3-25171
印　刷　ラン印刷社

© Hiroo Yamamoto　2018　Printed in Japan
ISBN978-4-7849-4646-4　C3047　¥3000E

本書の複製権・翻訳権・上映権・譲渡権・公衆送信権（送信可能化権を含む）は
（株）日本医事新報社が保有します。

JCOPY　〈（社）出版者著作権管理機構　委託出版物〉

本書の無断複写は著作権法上での例外を除き禁じられています。複写される場
合は，そのつど事前に，（社）出版者著作権管理機構（電話 03-3513-6969,
FAX 03-3513-6979, e-mail:info@jcopy.or.jp）の許諾を得てください。

電子版のご利用方法

巻末の袋とじに記載されたシリアルナンバーで，本書の電子版を利用することができます。

手順①：日本医事新報社Webサイトにて会員登録（無料）をお願い致します。
（既に会員登録をしている方は手順②へ）

> 日本医事新報社Webサイトの「Web医事新報かんたん登録ガイド」で
> より詳細な手順をご覧頂けます。
> www.jmedj.co.jp/files/news/20170221%20guide.pdf

手順②：登録後「マイページ」に移動してください。
www.jmedj.co.jp/mypage/

「マイページ」

▼

「会員情報」をクリック

▼

「会員情報」ページ上部の「変更する」ボタンをクリック

▼

「会員情報変更」ページ下部の「会員限定コンテンツ」欄に
シリアルナンバーを入力

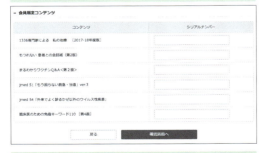

「確認画面へ」をクリック

▼

「変更する」をクリック

会員登録(無料)の手順

1 日本医事新報社 Web サイト (www.jmedj.co.jp) 右上の「会員登録」をクリックしてください。

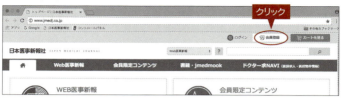

2 サイト利用規約をご確認の上 (1)「同意する」にチェックを入れ, (2)「会員登録する」をクリックしてください。

3 (1) ご登録用のメールアドレスを入力し, (2)「送信」をクリックしてください。登録したメールアドレスに確認メールが届きます。

4 確認メールに示されたURL (Webサイトのアドレス)をクリックしてください。

5 会員本登録の画面が開きますので, 新規の方は一番下の「会員登録」をクリックしてください。

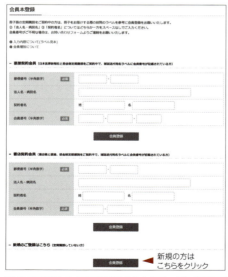

6 会員情報入力の画面が開きますので, (1) 必要事項を入力し (2)「(サイト利用規約に) 同意する」にチェックを入れ, (3)「確認画面へ」をクリックしてください。

7 会員情報確認の画面で入力した情報に誤りがないかご確認の上, 「登録する」をクリックしてください。